Fit und gelassen mit Yoga

HANNAH FÜHLER

Fit und gelassen mit Yoga

Bassermann

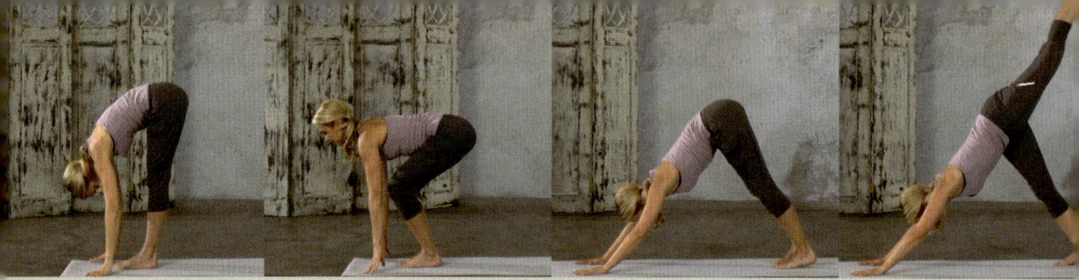

Impressum

ISBN 978-3-8094-3635-5

3. Auflage 2019

Genehmigte Ausgabe 2016 by Bassermann Verlag, einem Unternehmen der Verlagsgruppe Random House GmbH, Neumarkter Straße 28, 81673 München

Umschlaggestaltung: Atelier Versen, Bad Aibling
Fotos: Seite 4, 13, 14, 15, 17, 18, 21: © shutterstock.com; alle übrigen Fotos © by Sascha Wuillemet, NME-Media
Layout, DTP und Realisation: Sascha Wuillemet, NME-Media
Projektleitung für diese Ausgabe: Herta Winkler
Redaktion: Christine el-Trabulsi, NME-Media
Lektorat: Constanze Pabst, Garmisch-Partenkirchen
Herstellung für diese Ausgabe: Reinhard Soll

Die Ratschläge und Informationen in diesem Buch und der DVD sind von Autorin und Verlag sorgfältig erwogen und geprüft, dennoch kann eine Garantie nicht übernommen werden. Eine Haftung der Autorin bzw. des Verlags und seiner Beauftragten für Personen-, Sach- und Vermögensschäden ist ausgeschlossen.

Warnhinweis: Sollten sich während des Trainings Schmerzen oder Beschwerden einstellen, ist es unbedingt ratsam, die Übung abzubrechen und den Rat eines professionellen Trainers, Therapeuten oder Arztes einzuholen.

Das Training sollte immer schmerzfrei durchgeführt werden. Die eigenen Grenzen und eventuellen Einschränkungen sind unbedingt zu beachten.

Bitte üben Sie nicht ohne therapeutische Anleitung oder ohne ärztlichen Rat, wenn bereits gesundheitliche Beschwerden bestehen.

Druck und Bindung: Alcione, Lavis

Printed in Italy

FSC
www.fsc.org
MIX
Papier aus verantwortungsvollen Quellen
FSC® C021956

Verlagsgruppe Random House
FSC® N001967

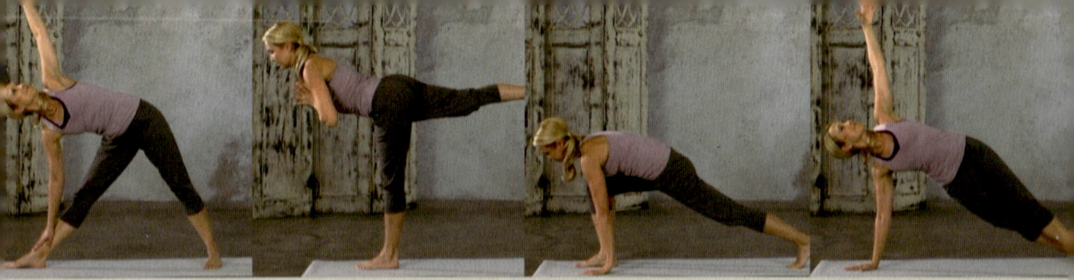

Fit und gelassen mit Yoga

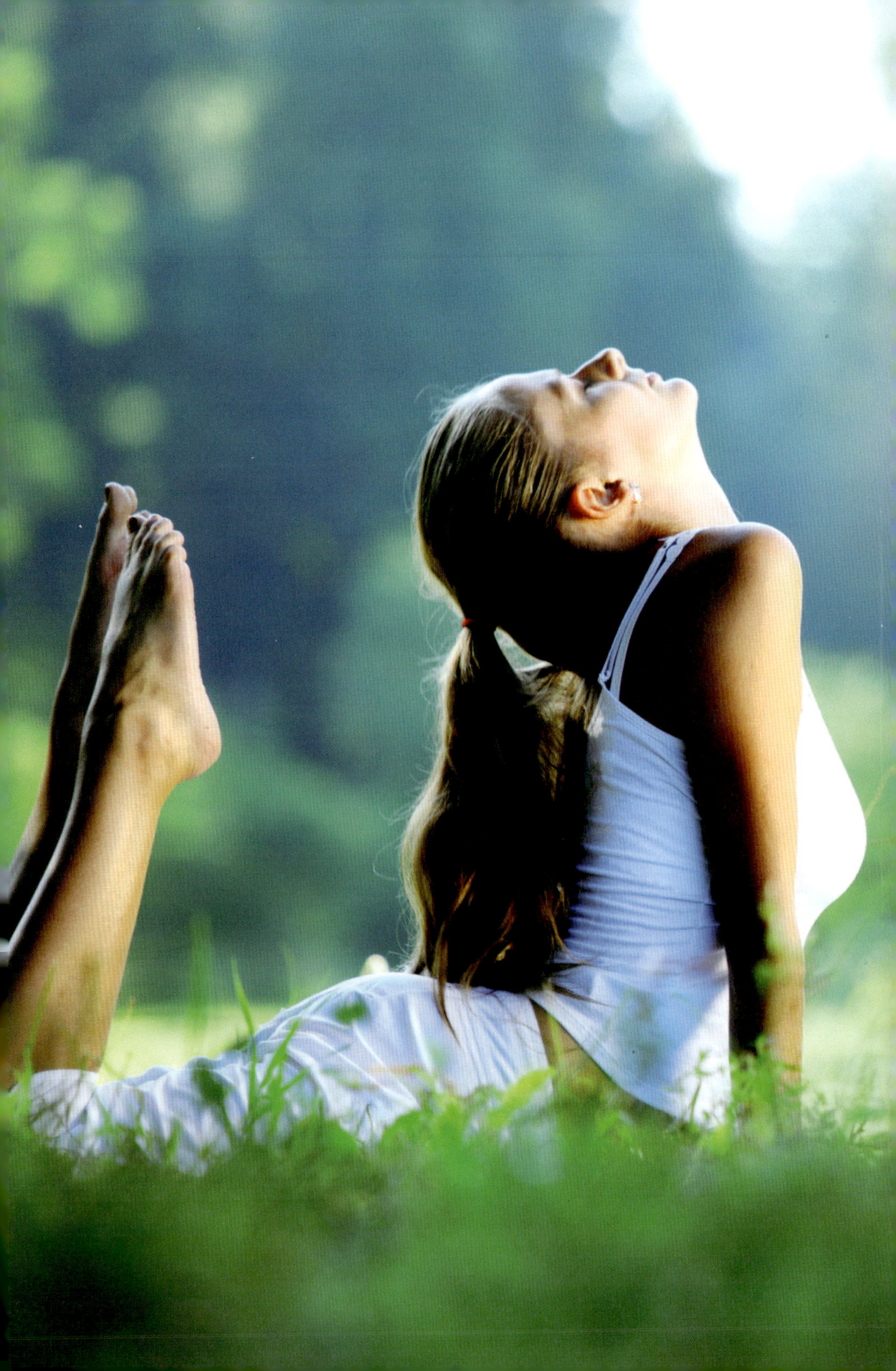

FIT UND GELASSEN MIT YOGA

Wir modernen Menschen in der westlichen Welt müssen nicht mehr Beeren und Früchte sammeln, brauchen das Wasser nicht aus Brunnen zu schöpfen, schüren zum Kochen kein Feuer und fahren auch nicht mit dem Ochsenkarren zum Markt. Zum Glück. Stattdessen quellen die Regale der Supermärkte über, es gibt alles zu jeder Zeit und sogar per Lieferservice bis an die Haustür, wenn wir das wollen. Wir müssen weder für Nachrichten noch Informationen aller Art das Haus verlassen und können sogar unsere Freunde jederzeit per Internet sprechen oder sehen. Schöne neue Welt! Traurige neue Welt. Denn eines ist nicht zu leugnen: Wir tragen immer noch viel »Steinzeitmensch« in uns und das rasante Tempo des modernen Alltags überfordert uns oft. Auch ist unser Körper – vom Knochenbau bis zum Stoffwechsel – eher auf Sammeln und Jagen eingerichtet

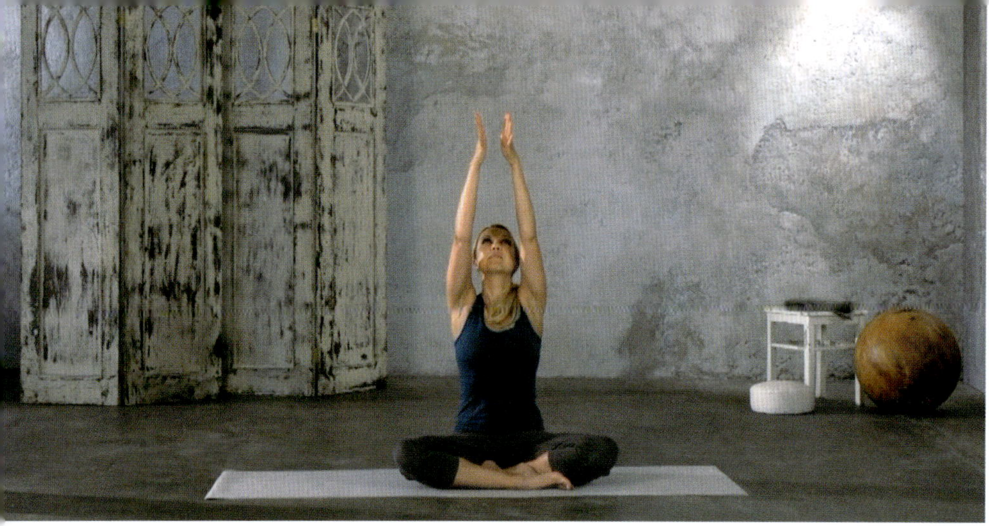

und weit weniger auf Sitzen und Tastendrücken. Dem Fortschritt sei Dank: Wir brauchen uns kaum noch zu bewegen – Fernbedienung, programmierbare Geräte aller Art und Online-Shopping machen es möglich. Gleichzeitig prasseln pausenlos Werbebotschaften, News über neueste Trends und Nachrichten rund um den Globus auf uns ein. Kaum ein Rückzugsort ist uns noch geblieben, kaum eine körperliche Anstrengung wird uns noch abverlangt. Unfassbare 80.000 Stunden seines Lebens verbringt ein durchschnittlicher Büroangestellter im Sitzen und nur jeder fünfte Bundesbürger treibt regelmäßig Sport. Und so nehmen die sogenannten Zivilisationskrankheiten Ausmaße an wie im Mittelalter die Beulenpest: Laut einer aktuellen Studie der Krankenkassen geht man davon aus, dass die Zahl der Schlaganfallpatienten zwischen 2007 und 2030 um 75% zunehmen wird und die Zahl der Demenzerkrankungen bis 2050 sogar um 113%. Von Diabetes bis Allergie, von Hypertonie bis Depression – kaum jemand, der nicht von wenigstens einem der Leiden betroffen oder bedroht ist, die wir unserem modernen Lebensstil zu verdanken haben.

Viele von uns haben deshalb das Gefühl, auf den Hund zu kommen. Endlich. Und zwar auf den *herabschauenden* und natürlich auch auf den *heraufschauenden*. Und das ist gut so. Jedenfalls dann, wenn dabei von den klassischen Körperübungen im Yoga die Rede ist.

Der präventive Nutzen von Yoga steht außer Frage. Zwar werden damit in erster Linie Entspannung und Stressbewältigung verbunden und noch immer hat der eine oder andere das Bild eines entrückten, beängstigend verknoteten und »Omm«-murmelnden Yogis vor Augen, doch Yoga kann viel mehr. Was genau, werden wir uns im fünften Kapitel ansehen. Wie wertvoll Yogaübungen aber sind, um Kraft und Beweglichkeit zu fördern, mag all denen ans Herz gelegt sein, die unter Rücken-, Kopf- oder Nackenschmerzen leiden, und auch die lindernde Wirkung bei Bluthochdruck oder Schlafstörungen ist hinreichend belegt. Weil wir von der Wirksamkeit und dem hohen Nutzen der klassischen Asanas (Yogahaltungen) überzeugt sind und glauben, dass man dabei auch noch Spaß haben kann, haben wir Hannah Fühler gebeten, ein entsprechendes Konzept auszuarbeiten. Als erfahrene Yogalehrerin und Life Coach weiß sie, welche Übungen ideal sind, um gleichzeitig fit und gelassen zu werden. Das eigens für dieses Buch konzipierte Yogaprogramm beruht auf Erfahrungen aus den Einzelcoachings und Kursen, die Hannah als Yogalehrerin anbietet. Sowohl dem Bedürfnis nach Entspannung wird dabei Rechnung getragen als auch dem nach mehr Beweglichkeit und Kraft. Auf der beiliegenden DVD finden Sie neben den einzelnen Asanas auch jeweils eine Yoga-Sequenz für *Ruhe und Gelassenheit*, eine für *Kraft und Energie* und eine für *Flexibilität*.

Der präventive Nutzen von Yoga steht außer Frage.

Atemübungen und Meditation – neben den Asanas die klassischen Elemente des Yoga – runden das Programm ab. Damit bietet es Ihnen je nach Tagesform die passenden Übungen. Lassen Sie sich einladen zu mehr Wohlbefinden und Fitness. Buch und DVD begleiten Sie dabei als Ihr Personal Trainer.

1. Ein bisschen Theorie muss sein ...

▶ 1.1 Von Hunden, Kobras und Krähen – worum es im Yoga wirklich geht

Yoga, was ist das eigentlich? Ein Sport? Eine Entspannungstechnik? Irgendetwas Esoterisches? Von allem etwas? Oder gar nur eine Modeerscheinung? Schließlich ist Yoga »hip« und immer mehr Prominente verrenken sich werbewirksam

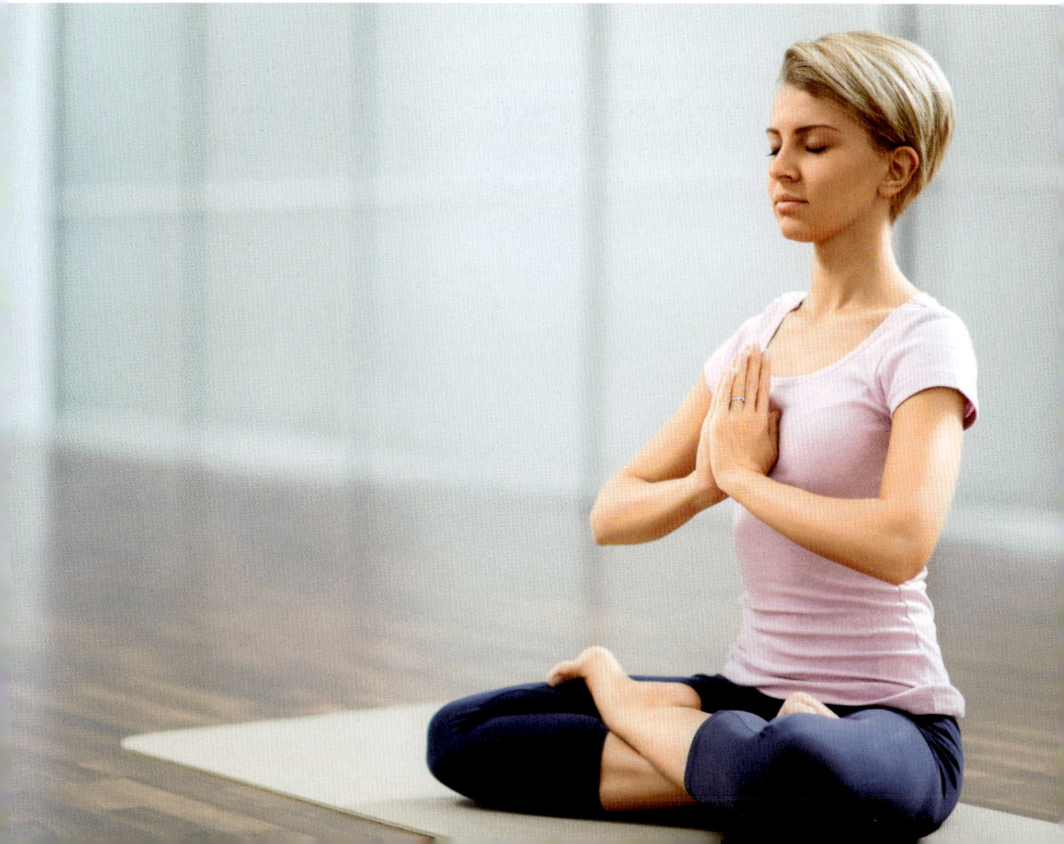

auf Twitter oder Facebook, immer skurrilere Varianten werden »erfunden«, man denke nur an *Büroyoga*, *Nacktyoga* oder *Aerial Yoga*, bei dem die Asanas in einer Art Sack praktiziert werden, der von der Decke herunter hängt. Der Fantasie sind da kaum Grenzen gesetzt und für jeden ist etwas dabei. Fast sechs Millionen Deutsche üben es regelmäßig und weit über 18.000 Menschen verdienen hierzulande als Yogalehrer ihren Lebensunterhalt. Dass Yoga gut tut, ist unbestritten und durch zahlreiche Studien belegt. Inzwischen erkennen sogar die Krankenkassen es teilweise als Therapiemaßnahme bei Rückenbeschwerden und anderen Leiden an. Das Schöne dabei: Es eignet sich für jeden, für Männer und Frauen, für Kinder und Senioren. Wer einmal ernsthaft damit begonnen hat, bleibt oft dabei und nicht wenige werden begeisterte Yogis. Sie genießen die Dehnung des Rückens im *herabschauenden Hund* und dann die *Kobra* als ausgleichende Gegenbewegung und sind stolz, wenn ihnen nach einer gewissen Übungszeit die *Krähe* endlich gelingt. Falls Sie sich jemals gefragt haben, woher diese – meist aus der Tierwelt entliehenen – Namen der Asanas stammen: bewiesen ist es nicht, aber die Vermutung liegt natürlich nahe, dass viele dieser Körperhaltungen an die entsprechenden Tiere erinnern oder deren typisches Verhalten imitieren. Fest steht aber, dass diese Übungen im Verbund mit einer achtsamen Atmung und der meditativen Konzentration auf den Moment tiefer wirken als Sportarten, die sich auf die körperliche Leistung beschränken. Denn Yoga wirkt einerseits auf der körperlichen Ebene und andererseits auf einer spirituellen. Damit ist nichts Übernatürliches, Mystisches oder gar Esoterisches gemeint, sondern das, was das Wort *spiritus* in seinem lateinischen Ursprung bedeutet: *Atem*, etwas Essentielles also, das, was uns Menschen lebendig macht, unsere Seele und unseren Geist beflügelt. Und weil Yoga sich auf jahrtausendealte Beobachtungen und ein tiefes Verständnis des menschlichen

Körpers und seiner Konstruktion stützt, wirkt es auf allen Ebenen unseres menschlichen Seins: auf der physischen mit einer verbesserten Beweglichkeit, auf der spirituellen durch einen leicht fließenden Atem und auf der psychischen durch Gelassenheit und klares Denken. Dem zugrunde liegt die Annahme, die man in vielen fernöstlichen und eben auch in der indischen Philosophie und Medizin findet, nämlich dass der Mensch als Teil des Universums mit allem verbunden ist und neben der rein physischen Erscheinung eine spirituelle und universelle (oder wie es in einigen altindischen Schriften heißt *astrale*) Ebene besitzt. Wenn sich alle Ebenen im Gleichgewicht befinden und die Lebensenergie frei fließt, ist der Mensch gesund. Das klingt für den rational denkenden Europäer vielleicht seltsam, aber selbst der Kritischste muss zugeben, dass es eine wie auch immer geartete Verbindung zwischen Körper, Geist und Seele gibt und wir Menschen mehr sind als die Summe unserer Muskeln, Knochen und Organe. So erklärt sich, dass das klassische Yoga seit jeher immer aus der Kombination von Asanas (Körperübungen), Atemübungen und Meditation besteht. Die ältesten schriftlichen Zeugnisse finden sich in den *Upanishaden*, dem letzten Teil der *Veden*, einer hinduistischen Textsammlung aus dem 7. bis 2. vorchristlichen Jahrhundert, die sich mit philosophischen Fragen zum Wesen des Menschseins beschäftigt. Bereits vor über 2.300 Jahren wurden in der *Bhagavad Gita*, einem der wohl wichtigsten hinduistischen Lehrgedichte, das aus den Upanishaden hervorgegangen ist, Atem- und Meditationsübungen beschrieben als Mittel der Wahl auf dem Weg zu geistiger Erleuchtung. Erst später verlagerte sich der Schwerpunkt auf den körperlichen Aspekt und stellte die Asanas ins Zentrum. So war Yoga ursprünglich nur Teil einer

Yoga wirkt auf allen Ebenen des menschlichen Seins

Lebenseinstellung, ein Aspekt von vielen und aus dem Leben eines gläubigen Hindus nicht wegzudenken. Alexander der Große, laut zeitgenössischen Schriften tief beeindruckt von den oft hochbetagten Yogis, denen er auf seinen Indienfeldzügen um 326 v. Chr. begegnete, brachte ihre Philosophie nach Europa; und mit den Reisen wohlhabender Europäer in die indischen Kolonien gelangte Yoga als Mittel zur Körperertüchtigung im 19. Jahrhundert endgültig zu uns. Heute zeigt sich Yoga in zahlreichen Variationen: vom körperbetonten *Hatha-Yoga* bis hin zum *Lach-* oder *Paddleboardyoga* (die Asanas werden im Wasser auf surfbrettartigen *Paddleboards* geübt) werden weltweit die unterschiedlichsten Kurse angeboten. Das »eine richtige Yoga« gibt es nicht und Ziel ist auch nicht unbedingt stundenlanges Verharren im Lotussitz oder entrücktes Auf-dem-Kopf-Stehen. Yoga bedeutet vielmehr, mithilfe der drei Elemente des Yoga, den Asanas, den Atemübungen und der Meditation, Blockaden zu beseitigen, Atem – und damit Energie – wieder fließen zu lassen und Körper, Geist und Seele in Einklang zu bringen.

▶ 1.2 Vor dem Training: Fragen Sie Ihren Arzt

Yoga gehört sicherlich nicht zu den Extremsportarten, wenngleich geübte Yogis zu Asanas fähig sind, die den Normalsterblichen staunen lassen und vor zwei Rätsel stellen: 1. Wie ist derjenige in diese Position gekommen? Und 2. Wie kommt er da jemals wieder heraus? Gesetze der Schwerkraft und jede anatomische Logik scheinen aufgehoben zu sein und das Maß an Flexibilität der Gelenke ist schier unbegreiflich. Sich derart zu verknoten und zu verrenken ist aber nicht Ziel des Yoga (es ist allenfalls das Ergebnis jahrzehntelanger intensiver Praxis!) und Sie sollten auf gar keinen Fall versuchen, sich in solche Positionen zu manövrieren. Die Verletzungsgefahr ist viel zu groß. Wie immer hilft der gesunde Menschenverstand: Langsam anfangen, Maß halten. Dass untrainierte Sehnen, Bänder und Muskeln sich bemerkbar machen, ist normal, aber stechende Schmerzen zeigen deutlich an, dass etwas nicht stimmt. Für Anfänger empfiehlt es sich deshalb immer, zumindest eine Zeit lang unter fachkundiger Anleitung zu üben, denn nur ein erfahrener und gut ausgebildeter Lehrer kann Fehler sanft korrigieren und so Schaden verhindern. Im Grunde gibt es aber für jede Yogaposition – je nach körperlichen Voraussetzungen – mehrere Varianten, die sich langsam steigern lassen, jedoch immer ihre Wirkung tun. Wenn Sie also zu Beginn nicht gleich in die gezeigte Haltung kommen können, weil die Bänder und Muskeln verkürzt oder die Gelenke noch zu steif sind, ist es auch völlig in Ordnung, die Haltung nur anzudeuten. Sie werden merken, dass Sie bei regelmäßigem Training immer beweglicher werden.

Trotzdem gibt es auch körperliche und gesundheitliche Dispositionen, bei denen dringend davon abgeraten werden muss, Yoga (vorübergehend oder dauerhaft) zu praktizieren.

Das gilt beispielsweise für den frisch operierten Bandscheibenvorfall oder Meniskus ebenso wie für bestimmte Stadien der Schwangerschaft und natürlich für schwere Herz-Kreislauferkrankungen, akute Infekte usw. Oft gilt es auch, bestimmte Asanas zu meiden, während andere eine hervorragende Hilfe darstellen. Am besten, Sie konsultieren vor Beginn Ihrer Yogapraxis einen Arzt, wenn Sie unter irgendwelchen gesundheitlichen Einschränkungen leiden oder unsicher sind, ob Yoga das geeignete Bewegungsprogramm für Sie ist.

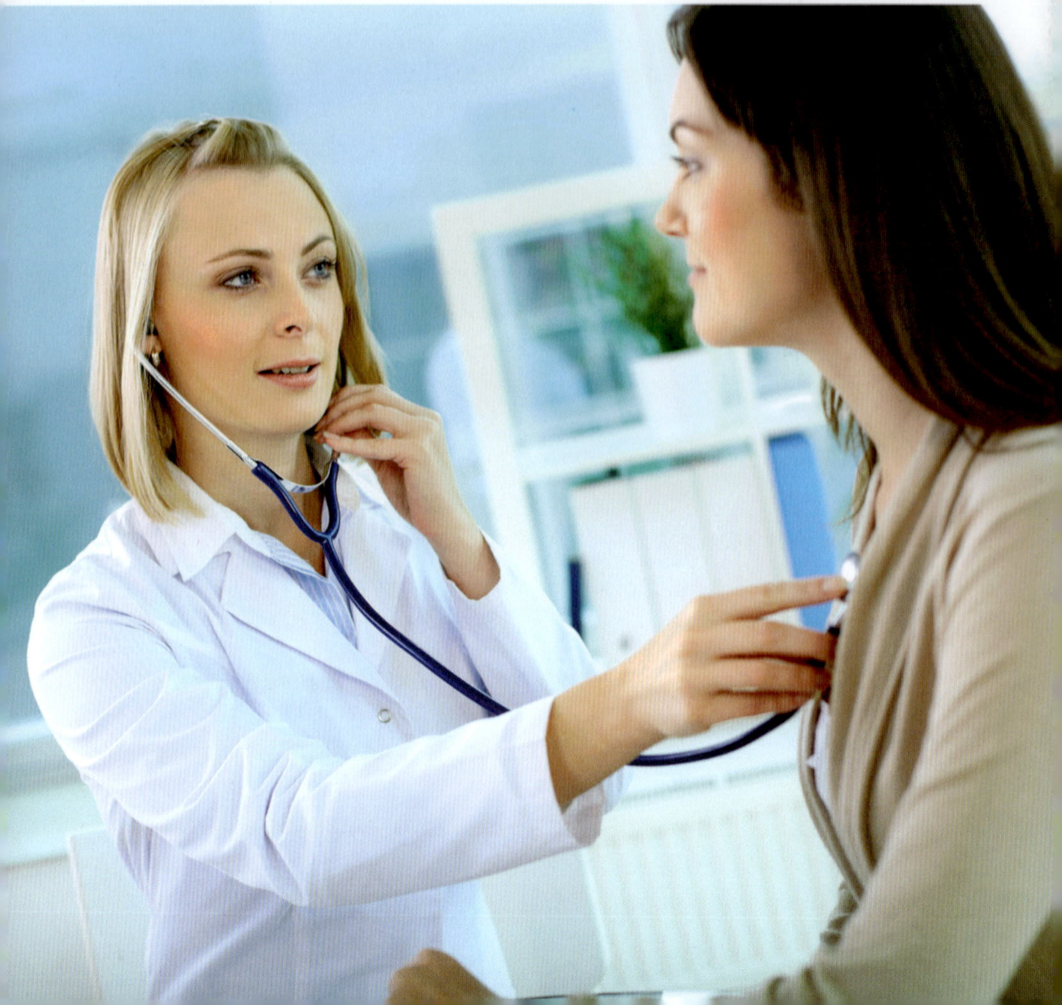

▶ 1.3 Tipps zum Durchhalten

Yoga wirkt. Das werden Sie nach jeder Übungsstunde erleben. Sie werden sich ungewohnt beweglich und dabei gleichzeitig wohlig entspannt fühlen. Das alleine kann für den einen oder anderen schon Anreiz genug sein, Yoga fortan regelmäßig in den Tagesablauf zu integrieren. Trotzdem ist es nicht einfach, jeden Morgen eine Viertelstunde früher aufzustehen, um sich mittels *Sonnengrüßen* die Steifheit aus den Gliedern zu turnen, oder sich abends zu *Kobra*, *Krähe* oder *Kamel* aufzuraffen, wenn man eigentlich – geschafft vom langen Tag – nur noch den Wunsch hat, sich auf der Couch gemütlich auszustrecken. Hannah hat da ein paar ganz simple Tricks, die sie auch selbst anwendet, um sich zu motivieren und – wenn nötig – den »inneren Schweinehund« zu überlisten:

▶ 1. Tipp:

Vielleicht kennen Sie die Theorie, dass wir mit unseren Gedanken unsere Wirklichkeit erschaffen. Dahinter verbirgt sich die Erkenntnis aus der Psychologie und der Hirnforschung, dass wir unsere Welt durch »Filter« wahrnehmen und uns somit auf das fokussieren, was unsere Gedanken beschäftigt, also auf alles, was diese »Filter« passiert. Wir selektieren im Grunde permanent. Als Beispiele seien nur genannt, dass werdende Eltern plötzlich überall Schwangere sehen oder, wer sich mit dem Gedanken beschäftigt, ein bestimmtes Auto zu kaufen, auf einmal unglaublich viele genau dieser Modelle auf der Straße wahrnimmt. In der Motivationslehre spricht man deshalb von **Visionsbildern** und empfiehlt, sich das Ziel im-

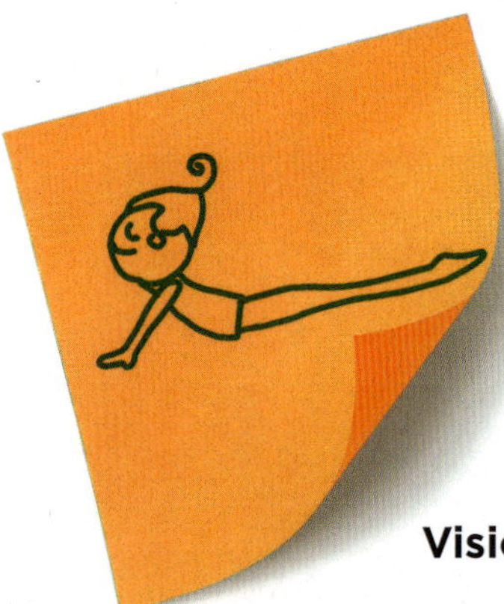

Gedanken wichtigeren Aufgaben zuwenden. Gewohnheiten verhindern also, dass wir uns in Nebensächlichkeiten verzetteln, ersparen uns, permanent die gleichen Entscheidungen treffen zu müssen, und das Gehirn hat Ressourcen für wichtigere Dinge frei.

Gerhard Roth, Psychologe und Hirnforscher, erklärt den Wirkmechanismus von Gewohnheiten so: Gewohnheitsmäßige Handlungen werden mit einem Auslöserreiz verknüpft und in einem bestimmten Bereich des Gehirns abgespeichert, den sogenannten Basalganglien. Wann immer man diesem Auslöserreiz ausgesetzt wird, läuft die abgespeicherte Handlung ganz automatisch ab und das limbische System schüttet – quasi als Belohnung – Opioide, das sind Glücksbotenstoffe, aus. Um diesen angenehmen Zustand möglichst oft zu erleben, strebt man nach Wiederholungen, und jede Wiederholung verfestigt ihrerseits die Gewohnheit.

Es ist möglich, unser Gehirn zu »überlisten«.

Dummerweise ist dieser Bereich im Gehirn aber nicht in der Lage, die Gewohnheit zu bewerten, kann also zwischen *guten* und *schlechten* Angewohnheiten nicht unterscheiden. Obendrein haben wir keinen bewussten Zugriff auf diese Prozesse. Trotzdem ist es möglich, unser Gehirn zu überlisten. Wie? Durch *Überschreiben*. Schlechte Gewohnheiten mit neuen, *guten* und *nützlichen* überschreiben. Klingt mühsam und ist es auch ein wenig, weswegen viele daran scheitern. Wenn man aber einmal den Prozess verstanden hat, fällt es leichter, an der richtigen Stelle einzugreifen, und es gelingt eher, neue, gewünschte Gewohnheiten zu etablieren. Etwas Geduld muss man aber mitbringen.

Und wie funktioniert das nun genau?

Dazu muss man zunächst die alte, *schlechte* Gewohnheit identifizieren. Nehmen wir folgendes Beispiel: Abends machen Sie es sich gerne auf dem Sofa gemütlich: ein gutes Buch, ein spannender Krimi, der romantische Film – dazu ein gutes Gläschen Wein ... Man gönnt sich ja sonst nichts. Das klingt nach angenehmem Ritual, ist aber eben eine unerwünschte Gewohnheit. Auslöser ist dabei die Couch, eventuell auch der Fernsehapparat. Beginnen Sie zunächst damit, sich dieser Gewohnheit bewusst zu werden. *Ich setze mich auf die Couch ... Schwupps: ich bekomme Appetit auf mein Gläschen Wein und liebe es, die Beine hoch zu legen. Der Tag ist gelaufen.* Wann immer Sie sich dessen bewusst werden, führen Sie eine neue Handlung aus: Machen Sie z. B. eine bestimmte Handbewegung oder einen Strich auf einem Notizzettel oder was immer Ihnen einfällt. Sinn der Übung ist, sich des Automatismus dieser Gewohnheit bewusst zu werden und herauszufinden, was diese automatische Handlung in Gang setzt. So kommen Sie sich nach einiger Zeit auf die Schliche. Dann überlegen Sie, was für ein Bedürfnis Sie damit stillen. Warum tun Sie das? Was würden Sie vermissen, wenn Sie das nicht mehr tun würden? In einem nächsten Schritt müssen Sie eine neue Gewohnheit finden, die diese Bedürfnisse möglichst genauso gut stillt. Wie wäre es mit einer Tasse Kräutertee statt dem Glas Wein? Der Fitness-DVD vor dem Krimi oder einem Spaziergang vor dem Griff zum Buch? Sobald Sie adäquaten Ersatz gefunden haben, müssen Sie nur noch darauf achten, wann sich der »Autopilot« wieder einschaltet, und die entsprechende Ersatzhandlung ausführen. Nach und nach überschreibt man so alte Gewohnheiten und ersetzt sie durch neue, wünschenswertere.

▶ 1.5 Sonnengruß und Co. – wie Yoga wirkt

Yoga wirkt ganzheitlich und bipolar. Was ist damit gemeint? Aufgrund seiner Herkunft und Entstehungsgeschichte – wir erinnern uns: es war vor über 2.300 Jahren in Indien Teil einer

Philosophie und nur *ein* Hilfsmittel von mehreren auf dem Weg zu geistiger Erleuchtung – ist Yoga keine reine Sportart, sondern beinhaltet immer auch eine geistige und eine seelische Komponente. Durch das Zusammenspiel von Asanas, Meditation und Atemübungen wird der Mensch in seiner Ganzheit angesprochen. Alle Ebenen des menschliche Seins sollen in Harmonie gebracht werden. So ist Yoga also in seinem Ursprung nicht nur eine Bewegungslehre, sondern zugleich auch eine Gesundheits- und Geisteslehre. Obwohl die beiden letztgenannten Aspekte bei uns kulturbedingt eher in den Hintergrund treten und wir die sportliche Herangehensweise bevorzugen, profitieren wir dennoch auch auf geistiger und seelischer Ebene, schon allein durch die Konzentration auf die einzelnen Bewegungsabläufe und auf den Atemfluss. Yoga, korrekt ausgeführt, ist also immer ganzheitlich.

Die Bipolarität wiederum zeigt sich bei den Asanas in dem stetigen Wechsel von Strecken und Beugen, von Ein- und Ausatmen, Anspannen und Entspannen. Gerade im klassi-

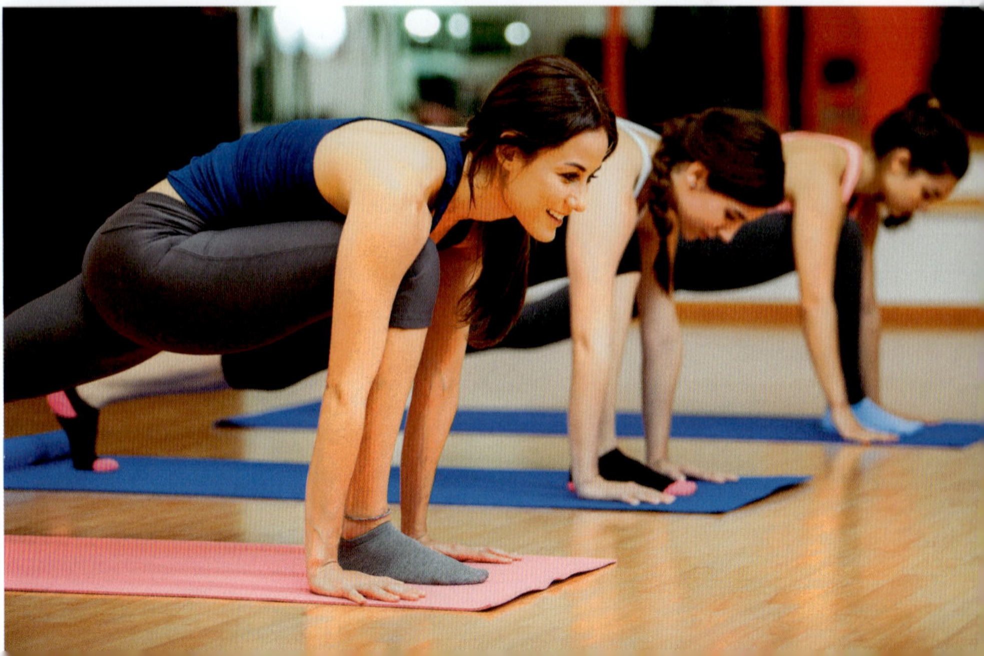

schen Sonnengruß, *der* Grundübung des Yoga, lässt sich der Wechsel zwischen den beiden Polen hervorragend beobachten. Philosophisch betrachtet, bietet sich hier natürlich sofort der Blick auf die Bipolarität unseres gesamten Universums an: hell und dunkel, Werden und Vergehen, männlich und weiblich, heiß und kalt, oben und unten usw. Für uns bedeutet das ganz konkret: Wer die Asanas sorgfältig und konzentriert ausführt und auf dieses Wechselspiel achtet, tut nicht zuletzt seinem gesamten Bewegungsapparat einen Gefallen. Sämtliche Bänder und Muskeln abwechselnd erst anzuspannen und dann wieder bewusst zu entspannen, die Gelenke im Wechsel zu beugen und zu strecken, ganz bewusst tief ein- und auszuatmen und den fordernden Yogaübungen die entspannende Meditation folgen zu lassen: alles das bewirkt das angenehme »Wohlgefühl«, von dem eingangs die Rede war, und das jeder bestätigt, der Yoga regelmäßig praktiziert.

▸ 1.6. Was Yogis so brauchen – die richtige Ausrüstung

Zum Yoga benötigt man im Grunde gar nicht viel: bequeme, lockere Kleidung, ein paar warme Socken, einen weichen Teppich, ein paar Kissen. Natürlich gibt es schicke Yogakleidung, Yogamatten in den verschiedensten Ausführungen und Kissen, Blöcke und andere Hilfsmittel. Ihr Vorhandensein ist jedoch keineswegs eine Voraussetzung, um mit Yoga zu beginnen. Zwei Dinge aber benötigen Sie unbedingt: etwas Zeit und Ruhe. Auch sollte der Raum, in dem Sie üben, angenehm warm sein, denn Sie verharren bei den Atemübungen und der Meditation längere Zeit in einer Position. Und gerade für Anfänger gilt: benutzen Sie ruhig Kissen und Decken, um sich abzustützen. Yoga darf nicht wehtun! Im Laufe der Zeit werden die Muskeln, Bänder und Gelenke beweglicher und Sie werden immer weniger Hilfsmittel benötigen – regelmäßiges Üben vorausgesetzt.

Nach diesem Ausflug in die Geschichte und Theorie des Yoga, ist es nun an der Zeit, mit dem Üben zu beginnen. Vielleicht legen Sie zunächst die DVD in Ihren DVD-Player und folgen Hannahs Einführungen. Alle Asanas werden einzeln erklärt und gezeigt. Anschließend können Sie zwischen zwei verschiedenen Versionen des klassischen Sonnengrußes wählen und – je nach Zeit und Lust – zwischen drei verschiedenen Übungsfolgen. Den Abschluss bilden Atemübungen und eine kurze Meditation. Wir wünschen Ihnen viel Freude dabei. Namasté.

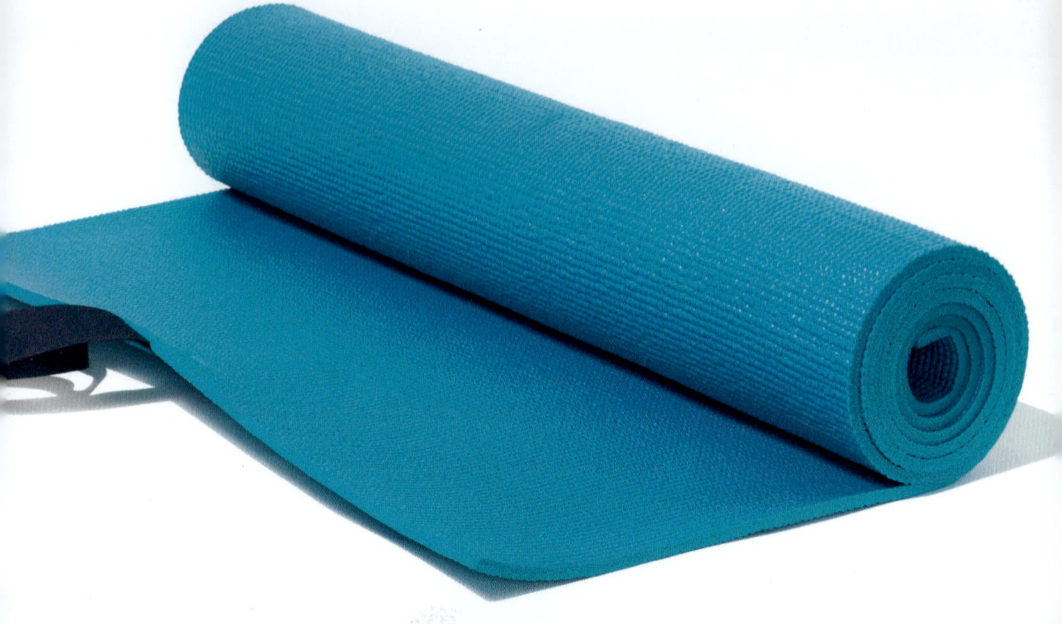

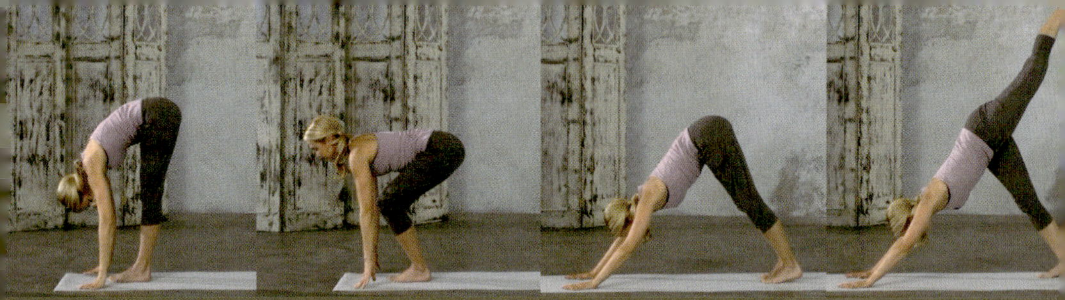

2. Der praktische

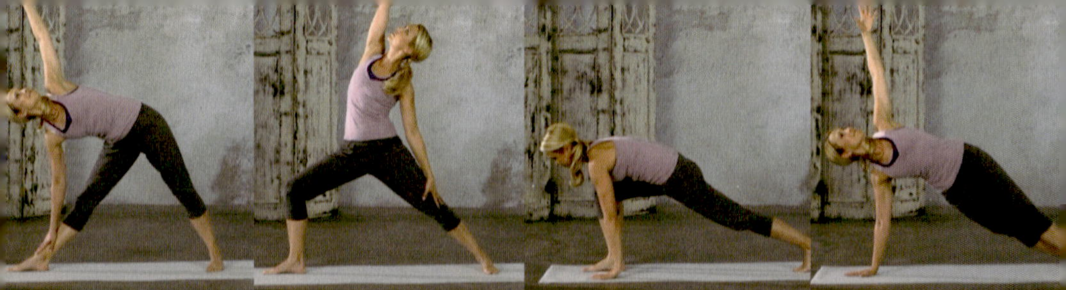

Teil: Die Übungen

2.1 Vorbereitung

Yoga ist nicht einfach nur ein Sport, um die körperliche Fitness und Beweglichkeit zu trainieren, sondern entfaltet seine heilsame Wirkung immer auch für den Geist und die Seele. Im Buddhismus ist in diesem Zusammenhang gerne von *Achtsamkei*t die Rede, wir wollen es einfach *Konzentration* oder *Aufmerksamkeit* nennen. Gerade in dem meditativen Aspekt der Übungen liegt die Stärke des Yoga.

Deswegen sollten Sie sich immer ausreichend Zeit für Ihr Yogatraining reservieren, in der Sie weder durch Lärm noch Unterbrechungen gestört werden. Vielleicht legen Sie eine CD mit ruhiger Musik in den CD-Player, wobei es völlig egal ist, welchem Genre die Musik zuzuordnen ist, Hauptsache, Sie können dabei entspannen. Wer mag, kann mit einer Kerze und/oder einem Duftöl oder Räucherstäbchen zusätzlich für eine entspannte und meditative Stimmung sorgen.

Generell orientieren sich alle Asanas an der Wirbelsäule. Dabei unterscheidet man fünf Ausrichtungsprinzipien, zu denen die Wirbelsäule in der Lage ist:

- 1. die *neutrale Position*, also die Haltung, in der sich die Wirbelsäule in ihrer natürlichen Doppel-S-Krümmung befindet,

- 2. die *Rotation*, eine Drehung der Wirbelsäule in sich,

- 3. die *Vorbeuge*, womit alle Bewegungen gemeint sind, die aus dem Becken nach vorne entstehen, wobei die Rückseite des Körpers gedehnt wird,

- 4. die *Rückbeuge*, also Bewegungen aus der Wirbelsäule nach hinten mit einer Dehnung des Brust- und Bauchraumes, und

- 5. die *Seitbeuge*, d. h. Bewegungen zu den Seiten, wodurch die Flanken gedehnt werden.

Ein weiteres wesentliches Prinzip der Asanas liegt in dem Gegensatzpaar von Zug und Gegenzug: Jedem Beugen folgt ein Strecken. Damit soll es dem Übenden ermöglicht werden, sich in jeder Position den größtmöglichen Raum zu schaffen und die Muskeln, Bänder und Gelenke optimal zu mobilisieren bzw. Blockaden zu lösen.

Um von den Yogaübungen zu profitieren, ist es ratsam, einige Zeit in den Positionen verharren zu können. Das erfordert eine stabile Balance, die voraussetzt, dass Sie gut mit dem Boden verankert sind. Gehen Sie also stets mit Bedacht in jede Haltung und suchen Sie die Position, in der Sie sich sicher und wohl fühlen. Da manche Haltungen anstrengend sind, ist es bisweilen unangenehm, länger darin zu verharren. Aus diesem Grund wird im Yoga so großer Wert auf den Atem gelegt. Achten Sie deshalb auf Ihren Atem. Solange er frei fließen kann, machen Sie alles richtig – er ist Ihr »innerer Lehrer«, hören Sie auf ihn.

Die einleitenden Übungen dienen dazu, den Geist zu beruhigen, den Alltag mit all seinen Anforderungen auszublenden und sich auf das Training einzustimmen. Sie haben bei jeder Position die Möglichkeit, sich mit Hilfe von Kissen oder Decken abzustützen oder eine weniger intensive Haltung einzunehmen, wenn Ihnen die gezeigten Positionen anfangs noch zu schwierig erscheinen. Im Laufe eines regelmäßigen Trainings werden Sie rasch sehen, dass Sie zunehmend beweglicher werden und die korrekte Haltung Ihnen nach und nach leichter fällt.

▶ 1 Setzen Sie sich in den entspannten Schneidersitz (SUKHASANA). Schließen Sie die Augen und achten Sie ein paar Atemzüge lang einfach nur auf Ihren Atem. Nehmen Sie wahr, wo Ihr Körper den Boden berührt. Die Hände liegen entspannt auf den Knien.

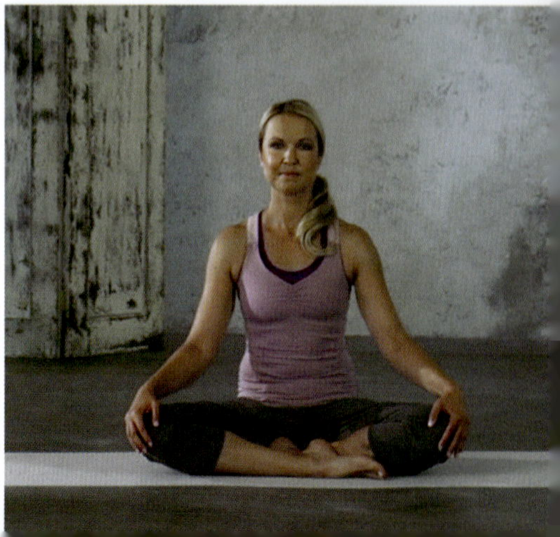

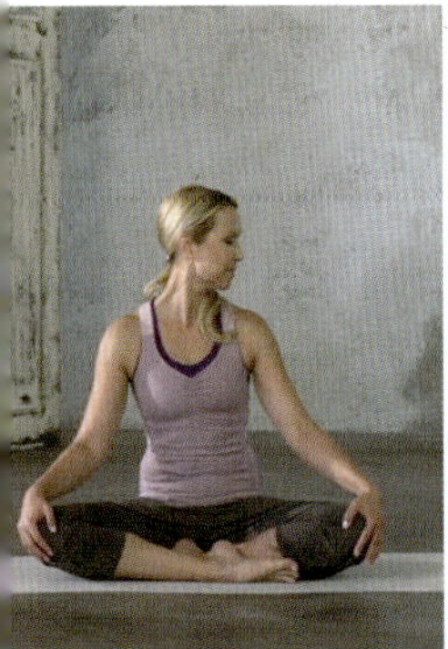

▶ 2 Atmen Sie tief ein und strecken Sie dabei die Wirbelsäule lang. Mit dem Ausatmen drehen Sie den Kopf langsam nach rechts, mit dem Einatmen wieder zurück zur Mitte und mit dem nächsten Ausatmen nach links. Wiederholen Sie diese Übung insgesamt vier Mal. Achten Sie darauf, die Bewegungen bewusst und langsam auszuführen. Vermeiden Sie ruckartige Bewegungen und bleiben Sie im Rhythmus Ihres Atems.

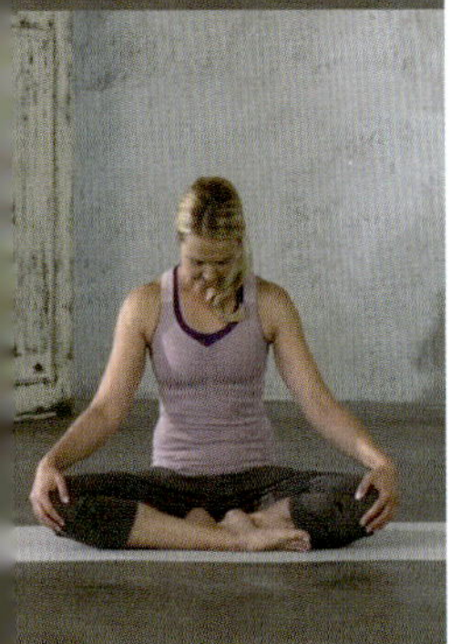

▶ 3 Atmen Sie bewusst ein und strecken Sie dabei wieder die Wirbelsäule. Machen Sie beim Ausatmen einen Rundrücken und gehen Sie beim Einatmen zurück in die Ausgangsposition. Auch das wiederholen Sie vier Mal.

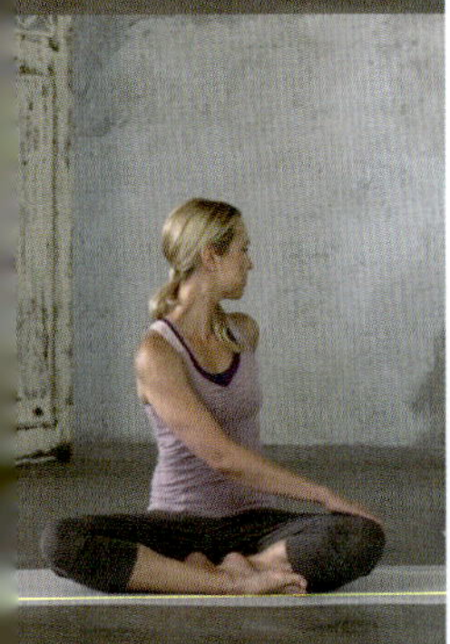

▶ 4 Atmen Sie tief ein und strecken Sie dabei die Wirbelsäule. Mit dem Ausatmen drehen Sie jetzt den ganzen Oberkörper langsam nach rechts, mit dem Einatmen wieder zurück zur Mitte und mit dem nächsten Ausatmen nach links. Wiederholen Sie auch diese Übung insgesamt vier Mal.

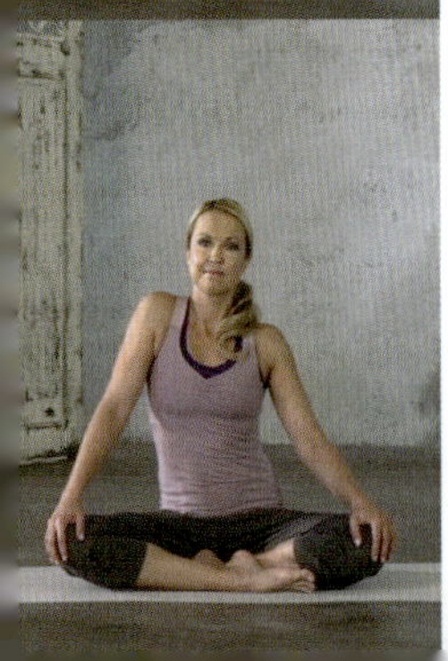

▶ 5 Bewegen Sie Ihre Schultern in Wellen langsam und kontrolliert von rechts nach links und dann von links nach rechts, der Kopf bleibt dabei ruhig. Wiederholen Sie diese Übung einige Male.

▶ 6 Atmen Sie tief ein und heben Sie dabei den rechten Arm langgestreckt neben das Ohr, um die Seite zu dehnen. Beim Ausatmen beugen Sie den Oberkörper über die Seite nach links. Damit verstärken Sie die Dehnung der rechten Seite. Mit dem nächsten Einatmen gehen Sie zurück in die Ausgangsposition und nehmen den Arm wieder herunter. Auch diese Übung sollten Sie genauso zur anderen Seite ausführen und vier Mal wiederholen.

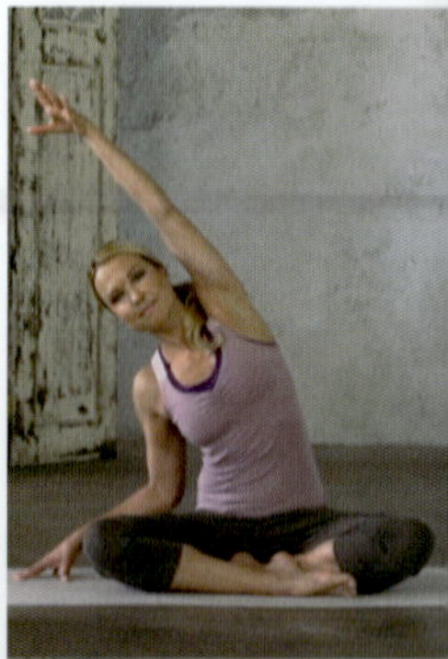

▶ 7 Atmen Sie ruhig und tief ein und beugen Sie sich mit dem Ausatmen nach vorne, indem Sie mit beiden Händen am Boden entlang gleiten. Gehen Sie dabei nur so weit, wie Sie es aktuell können, und halten Sie die Position einige Atemzüge lang.

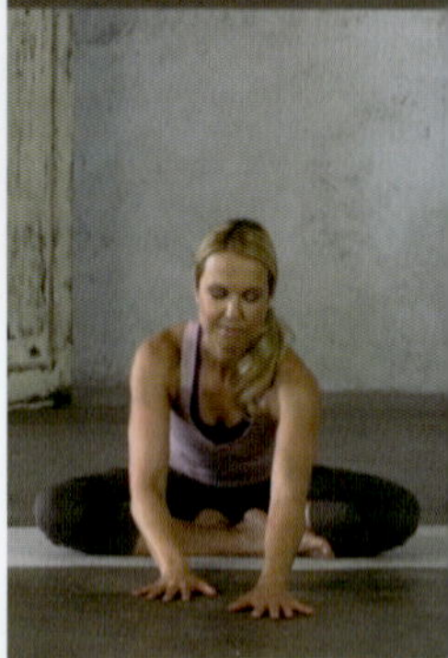

▶ 8 Kommen Sie über die Seite in den Vierfüßlerstand. Gehen Sie beim Ausatmen in den Rundrücken und beim Einatmen in das Hohlkreuz (*Katze / Kuh*).

Auch diese Übung wird vier Mal wiederholt.

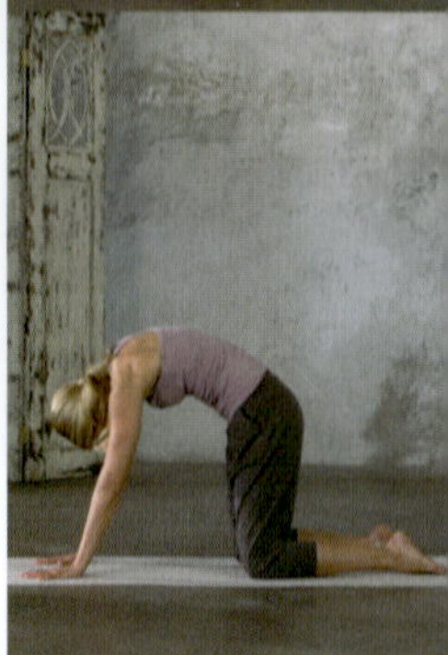

▶ 9 Gehen Sie in den Fersensitz ohne die Hände vom Boden zu lösen. Dadurch strecken Sie die Wirbelsäule noch einmal. Genießen Sie die Dehnung und verharren Sie in dieser Position einige Atemzüge lang.

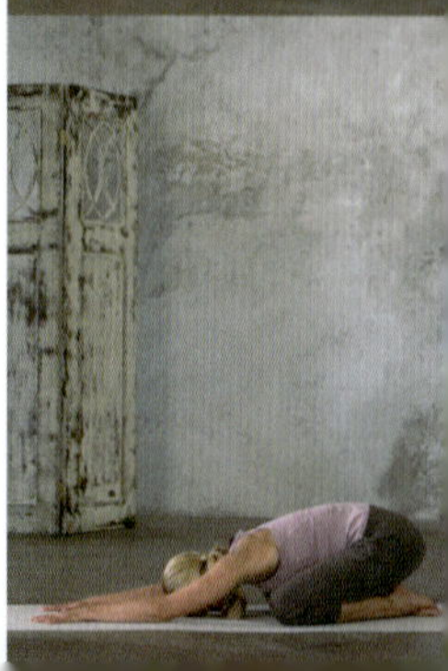

2.2 Asanas – 16 grundlegende Yogahaltungen

Es gibt unzählige Asanas, viele davon in verschiedenen Varianten. Nicht alle diese Haltungen sind für Anfänger geeignet oder können von ihnen eingenommen werden. Es muss auch nicht jede Position beherrscht werden, um von den Übungen zu profitieren. Manche Positionen sind nur für sehr erfahrene Yogis einzunehmen und bergen ein erhebliches Verletzungsrisiko, wenn sie falsch ausgeführt werden. Wir zeigen Ihnen einige der wichtigsten und grundlegenden Asanas, auch wenn die Auswahl natürlich keinen Anspruch auf Vollständigkeit erhebt. Sie sind teilweise durchaus anspruchsvoll, auch wenn sie auf den ersten Blick wenig spektakulär aussehen. Ihre wohltuende Wirkung entfalten sie in der korrekten und konzentrierten Ausübung. Auch hier ist es wichtig, alle Bewegungen langsam und mit Bedacht auszuführen. Besonders profitieren Sie, wenn Sie die einzelnen Positionen einige Zeit beibehalten. Gehen Sie aber bitte nie bis an die Schmerzgrenze, sonst besteht ernsthafte Verletzungsgefahr. Viel wichtiger und effektiver ist es, die Übungen regelmäßig zu wiederholen.

▶ 1 TADASANA – Die Berghaltung

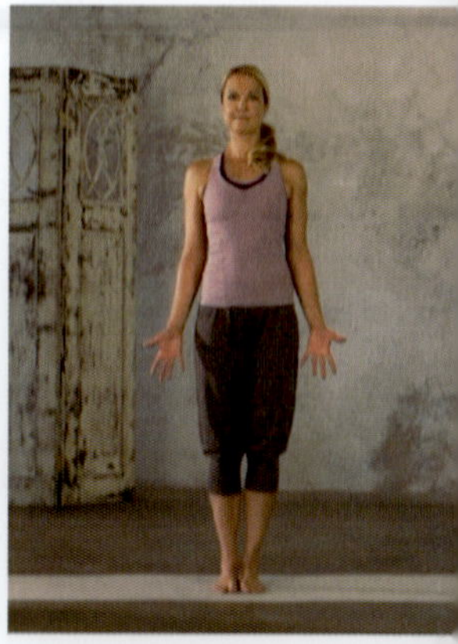

Die *Berghaltung* ist *die* Ausgangsposition im Stehen schlechthin. Wie schon der Name assoziiert, dient diese Haltung einem stabilen, ausbalancierten Stand und der festen Verankerung der Füße im Boden, während der Kopf wie eine Krone »bis in den Himmel« reicht. Achten Sie darauf, dass die Knie leicht durchlässig sind und die Wirbelsäule gestreckt ist, ohne jedoch in das Hohlkreuz zu gehen. In dieser Position sind die Fußgewölbe angespannt und stützen so den gesamten Körper. Stellen Sie sich eine gerade Verbindung vom Scheitelpunkt (auch Kronenpunkt genannt) über die Hals- und Brustwirbelsäule, den Beckenboden bis zu den Füßen vor. Gleichzeitig sind Brustkorb und Schultergürtel locker und beweglich und geben dem Atem einen größtmöglichen Freiraum.

▶ 2 BALASANA – Die Kindsposition

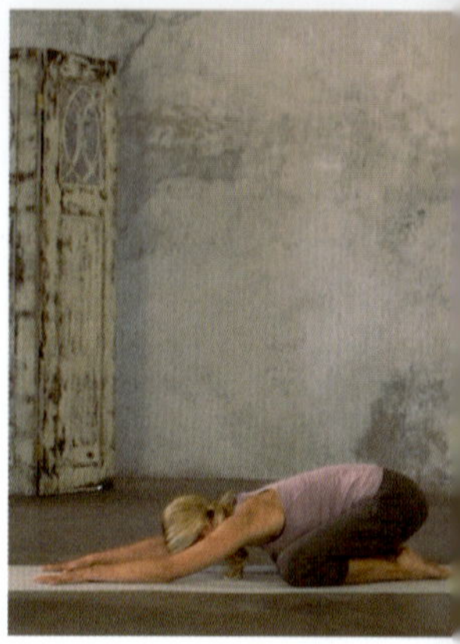

Ziel dieser Position ist es, mit der Stirn den Boden und gleichzeitig mit den Sitzbeinhöckern die Fersen zu berühren. Versuchen Sie nicht mit Muskelkraft den Rumpf an die Oberschenkel zu ziehen, sondern überlassen Sie sich der Schwerkraft. Diese Übung ist herausfordernder als sie aussieht und es ist völlig in Ordnung, wenn Sie Kissen zu Hilfe nehmen. Ein stark verspannter Rücken kann die Atmung in dieser Position behindern. Erst wenn er im Bereich von Brustkorb und Taille entspannt und beweglich ist, kann der Atem frei fließen.

▶ 3 ADHO MUKHA SVANASAN A – Der herabschauende Hund

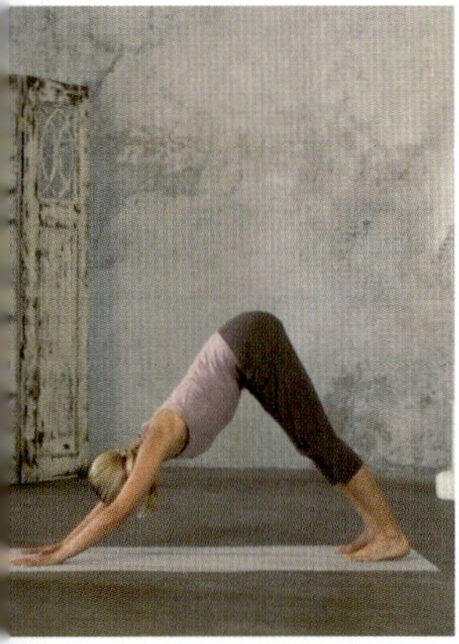

Diese Position ist eine sehr wichtige Haltung im Yoga, mit der Sie den Rücken und die Rückseite der Beinmuskulatur strecken und dehnen können. Versuchen Sie, die Sitzbeinhöcker nach hinten-oben zu schieben. Die Schulterblätter werden dabei automatisch nach oben gedreht, aber ziehen Sie die Schulter nicht zu den Ohren. Der Hals bleibt frei. Diese Haltung ist besonders wohltuend, wenn man viel Zeit im Sitzen verbringen muss.

▶ 4 UTKATASANA – Der Blitz, die kraftvolle Haltung

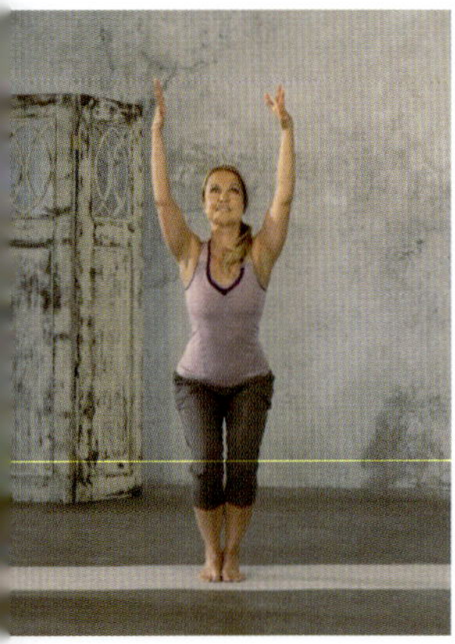

Wie der Name schon sagt, verlangt und trainiert diese Übung die Kraft. Achten Sie darauf, den Rücken gerade zu halten, so dass der Oberkörper vom Gesäß bis in die Fingerspitzen eine gerade Linie bildet. Gleichzeitig soll der ganze Fuß den Boden berühren. Je stärker Sie die Knie beugen, um so mehr Kraft müssen Sie aufbringen, um das Gleichgewicht zu halten. Anfänger beugen die Knie deshalb nur leicht.

▶ 5 VIRABHADRASANA I - Der Krieger I

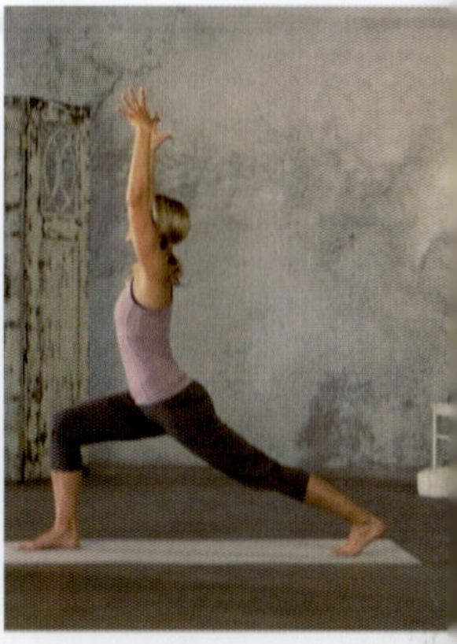

Im *Krieger I* wird der Rücken gestreckt, die Oberschenkelmuskulatur trainiert und der Brustkorb geweitet. Wichtig: Die Arme sind nach obenhinten gestreckt, der Hals ist lang **(Achtung: die Halswirbelsäule NICHT überstrecken!)**, die Wirbelsäule bleibt in einer neutralen Stellung. Ein Bein wird kraftvoll nach hinten gestellt. Die Ferse kann, muss aber nicht den Boden berühren. Das Gewicht liegt auf beiden Beinen. Je näher beide Füße auf einer gedachten Linie stehen, desto mehr Kraft ist vonnöten, um die Balance zu halten.

▶ 6 VIRABHADRASANA II - Der Krieger II

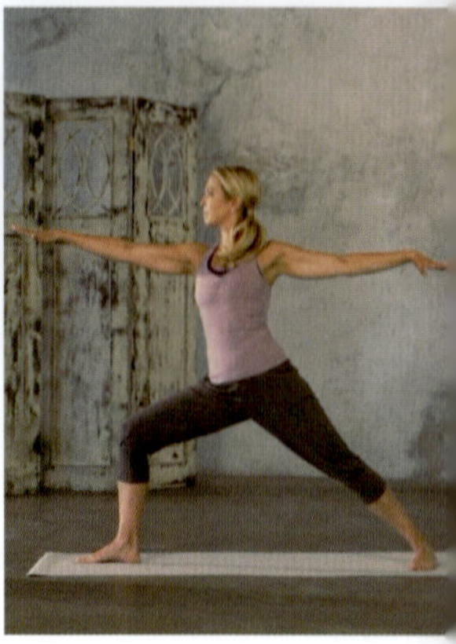

Der *Krieger II* ist eine Variante des *Kriegers I*. Auch hier wird der Rücken gestreckt, die Oberschenkelmuskulatur trainiert und der Brustkorb geweitet. Die Arme sind jetzt nach vorne und hinten ausgestreckt und der Fuß des hinteren Beines weiter nach außen gedreht. Auch hier ist der Hals lang, ohne dabei die Halswirbelsäule zu überstrecken, und die Wirbelsäule ist in einer neutralen Stellung.

▶ 7 VIRABHADRASANA III – Der Krieger III

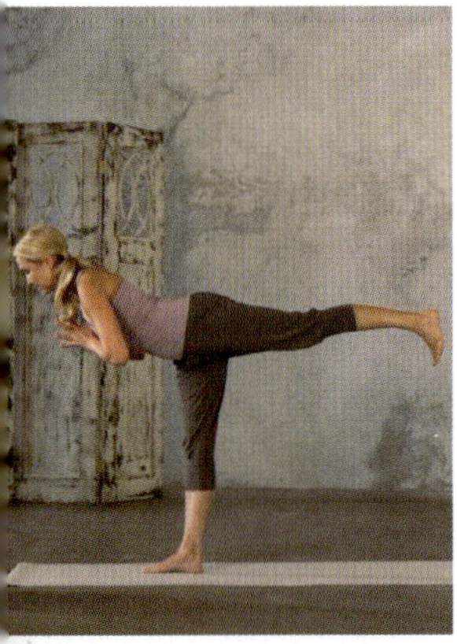

Der *Krieger III* ist eine weitere Variante der Kriegerposition, in der vor allem der große Gesäßmuskel und die Muskulatur des Standbeins gefordert werden. Das Spielbein, der Rücken, der Kopf und die Arme sollen eine gerade Linie bilden. Das Knie des Standbeins soll leicht durchlässig sein, um das Kniegelenk zu schonen. Je tiefer Sie den Oberkörper senken – im Idealfall im rechten Winkel zum Standbein – umso mehr Muskelkraft benötigen Sie zur Balance.

▶ 8 UTTHITA PARSVAKONASANA – Die gestreckte Winkelposition

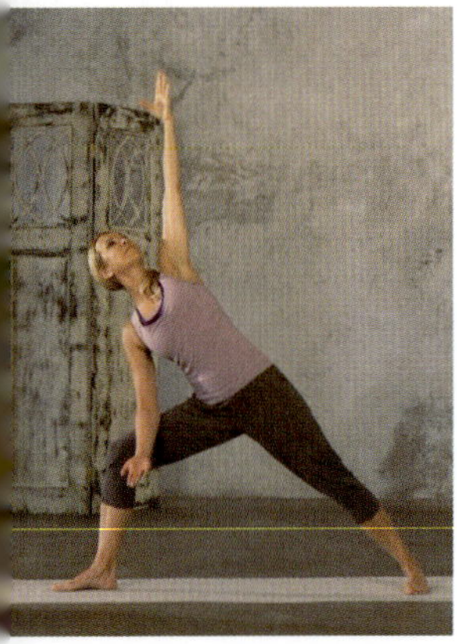

Neben einer intensiven Dehnung der Flanken wird durch diese Übung die Hüfte geöffnet und die Muskulatur der Beine und Fußknöchel gekräftigt. Der Fuß des vorderen Beines zeigt gerade nach vorne, während der Fuß des hinteren Beines im rechten Winkel eingedreht wird und die Ferse möglichst den Boden berührt. Achten Sie darauf, dass Knie und Fuß in die gleiche Richtung zeigen, um das Kniegelenk nicht zu überlasten. Das vordere Knie wird gebeugt, das hintere gestreckt. Das Gewicht liegt hauptsächlich auf dem vorderen Bein. Auch der senkrecht nach oben zeigende Arm wird lang gestreckt, um die Flankendehnung zu intensivieren.

▶ 9 UTTHITA TRIKONASANA – Die Dreieckshaltung

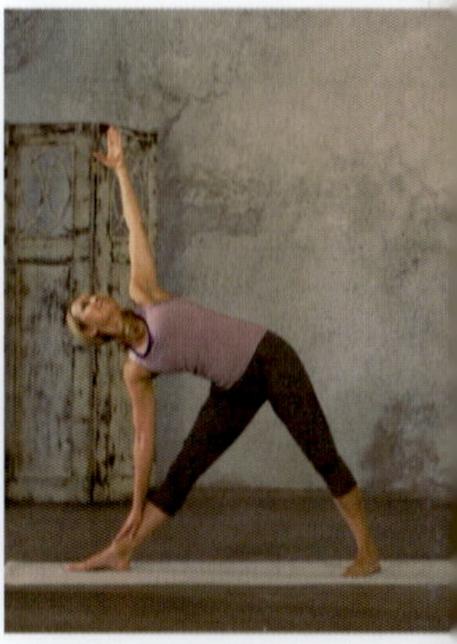

Diese Übung ist der vorangegangenen sehr ähnlich. Anders als bei der gestreckten Winkelposition sind hier jedoch beide Beine gestreckt und der Oberkörper durch eine Rotation in der Hüfte nach oben geöffnet. Die Arme bilden eine Senkrechte. Dabei kann die nach unten zeigende Hand den Knöchel des vorderen Fußes umfassen.

▶ 10 PASCHIMOTTANASANA – Die Vorbeuge im Sitzen, die Zange

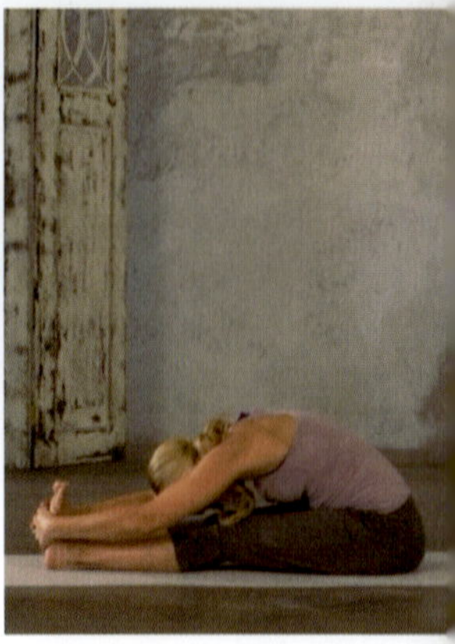

Mit dieser Übung dehnen Sie den Rücken und die Beinmuskeln. Die Kniegelenke sind durchgestreckt, die Hände umfassen die Füße. Anfänger schaffen eine so tiefe Vorbeuge nicht ohne Weiteres. Ein gutes Hilfsmittel ist da ein Yogaband – der Bademantelgürtel oder zwei zusammengebundene Krawatten tun es aber auch.

▶ 11 UTTANASANA – Die Vorbeuge im Stehen

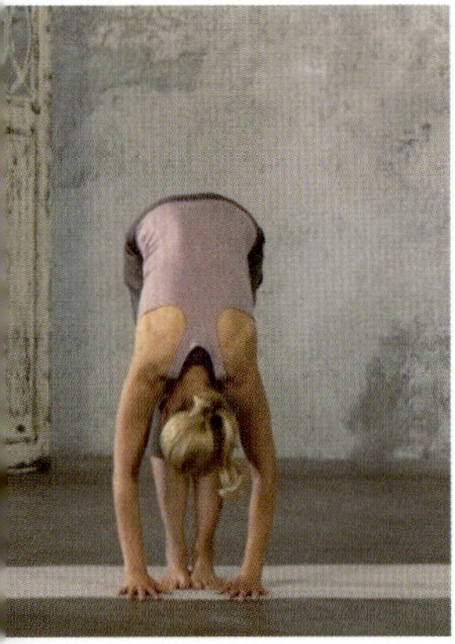

Auch mit dieser Übung erreichen Sie eine intensive Dehnung des Rückens und der Beinmuskeln. Allerdings sollten Sie sich über die Schwerkraft tief beugen und nicht mit Muskelkraft, um Verletzungen im Bereich der Oberschenkel- oder Gesäßmuskulatur zu vermeiden. Effektiver ist es außerdem, die Knie leicht zu beugen, da andernfalls das Becken blockiert wird und der untere Rücken verspannt.

▶ 12 SETU BANDHASANA – Die Schulterbrücke

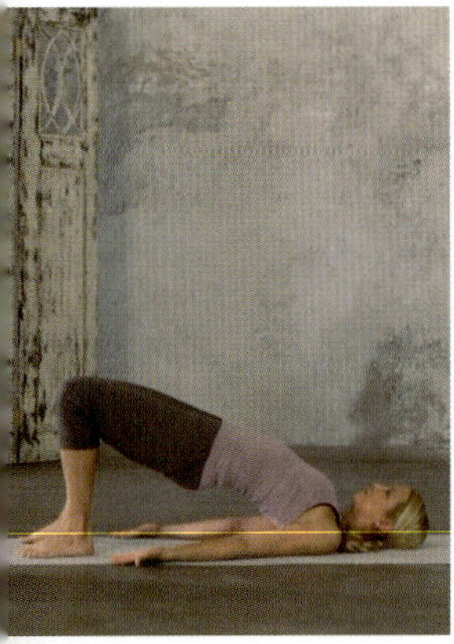

Die *Schulterbrücke* hat das Ziel, den unteren Brustkorb und die Hüfte zu strecken und die Gesäß- und die Oberschenkelmuskulatur zu kräftigen. Die Füße stehen nur leicht geöffnet, die Lendenwirbelsäule darf nicht überstreckt werden. Die Arme können neben dem Körper abgelegt werden oder aber durch Abstützen des unteren Rückens die Position stabilisieren.

▸ 13 ARDHA MATSYENDRASANA – der halbe Drehsitz

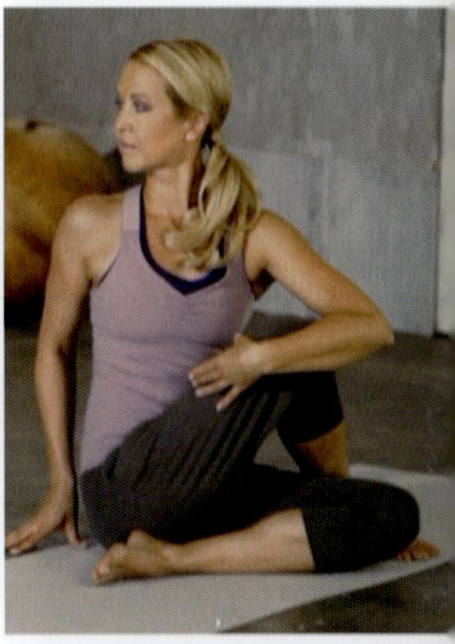

Der *halbe Drehsitz* gehört sicherlich schon zu den anspruchsvolleren Asanas für Anfänger. Gewünscht ist eine Drehung der Wirbelsäule, die durch die Position der Beine und die so erzwungene Drehung der Hüfte in die Gegenrichtung noch verstärkt wird. Achten Sie darauf, dass die Drehung des Oberkörpers aus der Wirbelsäule kommt und nicht über die Schultern ausgelöst wird. Am besten, Sie versuchen, die Haltung zunächst einzunehmen, ohne die Arme zu fixieren, und nehmen die Arme erst ganz zum Schluss dazu.

▸ 14 USTRASANA – Das Kamel

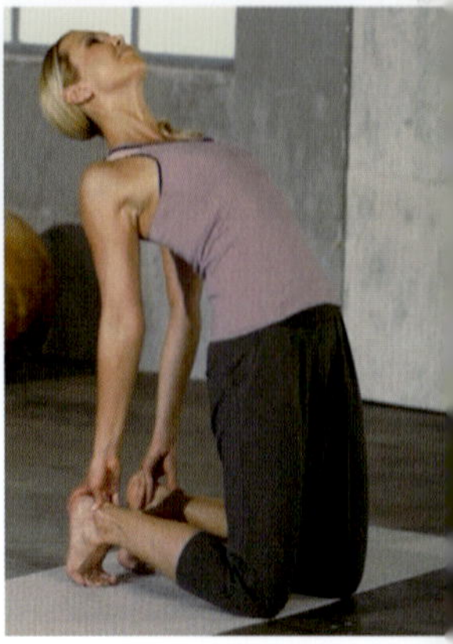

Mit dem *Kamel* dehnen Sie nicht nur die Muskulatur der Oberschenkel und den Schultergürtel, sondern massieren auch sehr intensiv die Verdauungsorgane und die Speiseröhre. Wichtig ist es, darauf zu achten, die Halswirbelsäule nicht zu überstrecken. Anfänger schaffen es meistens nicht, sich so weit zurück zu beugen, dass sie die Fersen mit den Händen berühren, es reicht aber auch, diese Haltung nur anzudeuten. Im Laufe der Yogapraxis werden sich die Gelenke und Bänder entsprechend lockern und dehnen.

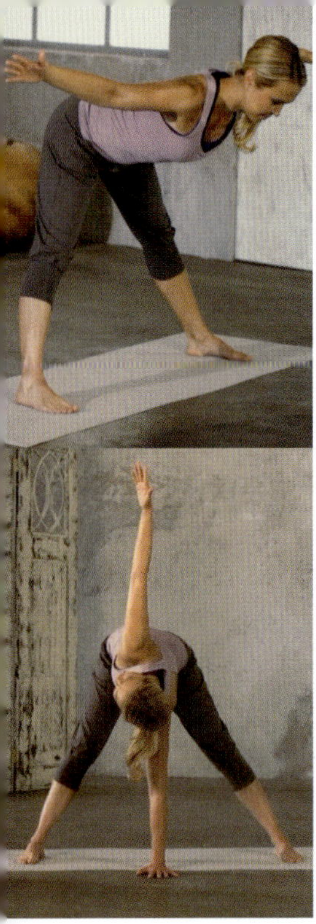

▶ 15 Die DOPPELTE T-STELLUNG – auch gedreht

Noch eine wichtige Position zur Dehnung des Rückens. Gleichzeitig öffnen Sie den Brustkorb und stärken die Muskulatur der Schultern. In der gedrehten Variante kommt eine Rotation der Wirbelsäule hinzu. Achten Sie darauf, asymmetrische Übungen immer zu beiden Seiten hin auszuführen.

▶ 16 EKA PADA RAJAKAPOTASANA – Die Taube

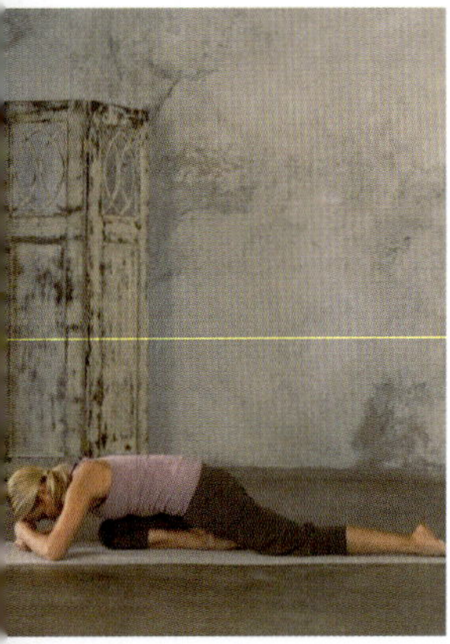

In der *Taube* dehnen und mobilisieren Sie in erster Linie die Hüfte. Gleichzeitig wird der obere Rücken gekräftigt und der untere entspannt. Das angewinkelte vordere Bein kann entweder parallel zum hinteren Bein liegen oder der Unterschenkel wird zur Körperinnenseite abgewinkelt. Dabei ist darauf zu achten, das Kniegelenk nicht zu überdehnen.

2.3 Der Sonnengruß – 16 Asanas im Flow

Die wohl bekannteste Yogaübung ist der sogenannte *Sonnengruß*. Es gibt zwei verschiedene Versionen, wobei wir Ihnen die ausführlichere, die sogenannte Variante B vorstellen. Das Besondere an dieser Übungsfolge ist, dass alle Körperteile, sämtliche Muskelgruppen, Gelenke und Organe massiert, trainiert oder mobilisiert werden. Dem Beugen folgt immer ein Strecken, also jeder Bewegung eine Gegenbewegung. Damit ist der Sonnengruß alleine schon ein vollwertiges Übungsprogramm. Starten Sie jeden Morgen mit drei bis fünf *Sonnengrüßen* in den Tag und Sie werden sehr schnell merken, wie wohltuend diese Bewegungsfolge ist. Sie werden sie nicht mehr missen wollen! Variieren Sie ruhig auch einmal das Tempo der Übungen.

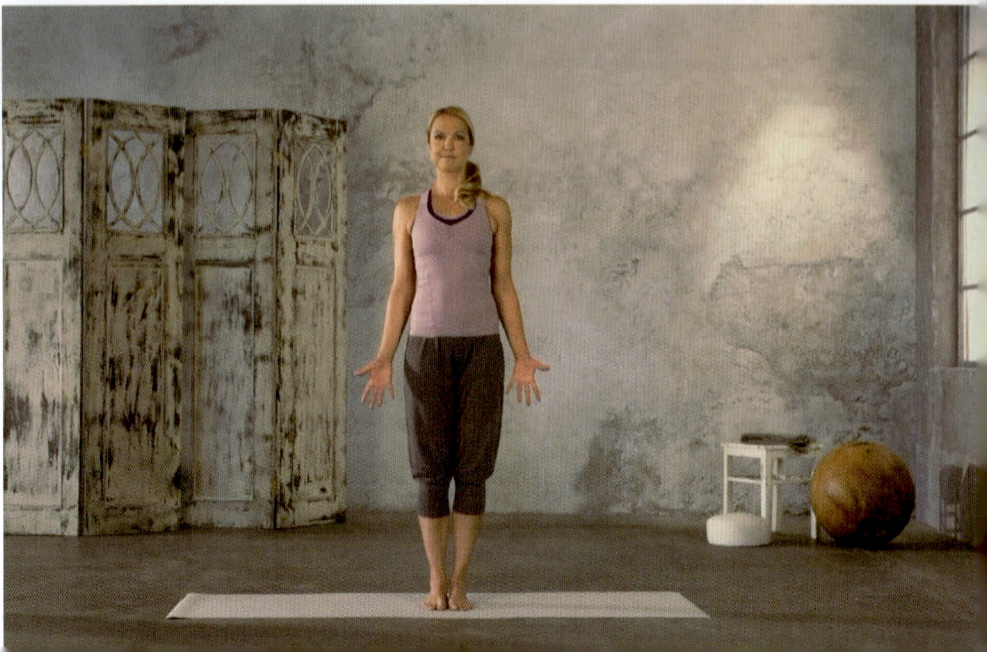

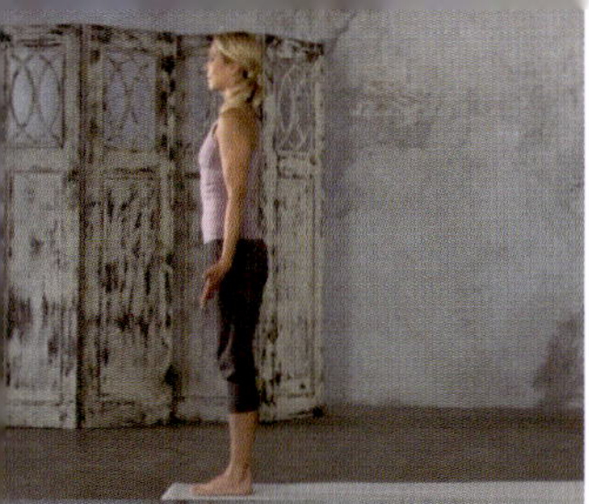

▶ 1 Ausgangsposition:
Aufrechter Stand – *Berg*

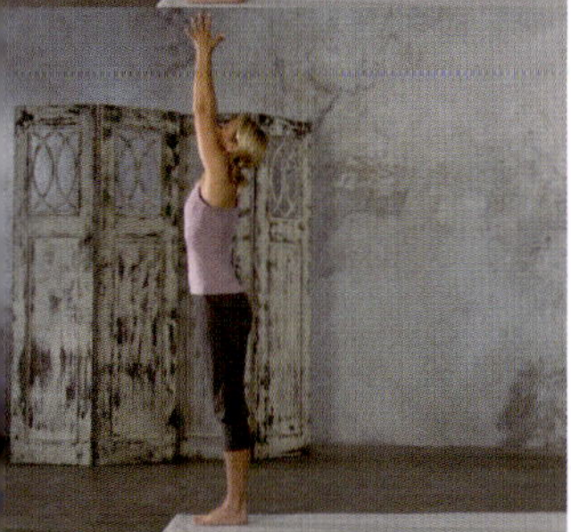

▶ 2 Tief einatmen, Arme über die Seite nach oben führen, Wirbelsäule strecken.

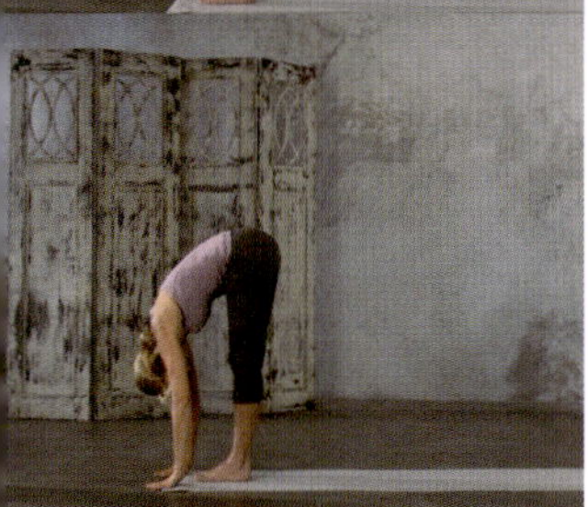

▶ 3 Mit dem Ausatmen nach vorne beugen – *Tiefe Vorwärtsbeuge*.

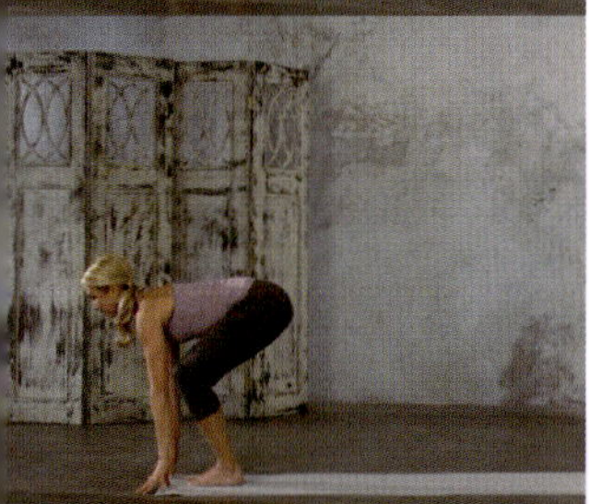

▶ 4 Einatmen und dabei den Rücken flach und gerade in die Waagerechte bringen. Die Knie sind dabei gebeugt. – *Halbe Vorwärtsbeuge*.

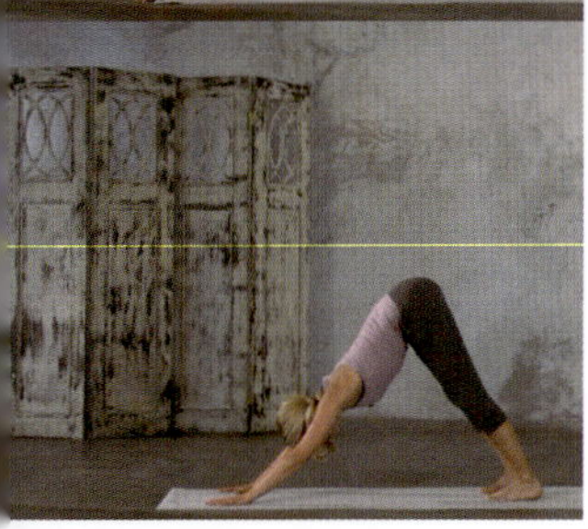

▶ 5 Beim Ausatmen die Hände auf den Boden legen und mit beiden Füßen jeweils einen großen Schritt zurück gehen. Die Sitzbeinhöcker nach obenhinten wegschieben und so die Wirbelsäule lang strecken, die Knie können auch leicht durchlässig sein – *Der herabschauende Hund*.

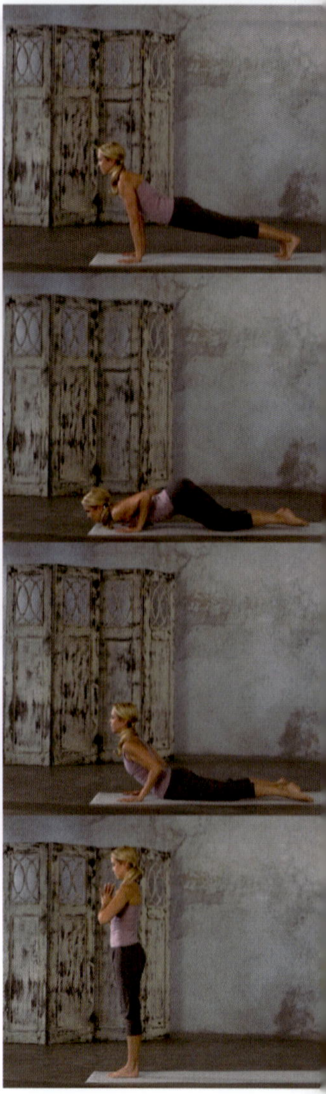

▶ 6 Einatmen und den Rücken absenken, so dass Kopf, Rücken und Beine eine Linie bilden. Den Bauch dabei angespannt lassen und nicht ins Hohlkreuz gehen. Die Ellbogen sind durchgestreckt, das Gewicht ruht auf den Armen und Füßen. – *Der heraufschauende Hund*.

▶ 7 Beim Ausatmen die Ellbogen beugen, die Knie berühren den Boden nicht. – *Das Brett*.

▶ 8 Beim Einatmen den Körper am Boden ablegen, den Brustkorb aufspannen, den Rücken nach hinten strecken und die Ellbogen durchdrücken – *Die Kobra*.

▶ 9 Die Füße nacheinander in einem großen Schritt wieder nach vorne stellen, den Rücken mit dem Ausatmen langsam – Wirbel für Wirbel – aufrollen und wieder in die Ausgangsposition kommen – *Der Berg*.

Bis hierhin haben Sie einmal den klassischen **Sonnengruß A** vollendet. Die folgenden Übungen erweitern ihn zu der **Variante B**. Wenn Sie diese Übungsfolge trainieren möchten, fahren Sie einfach in Ihrem Atemrhythmus fort.

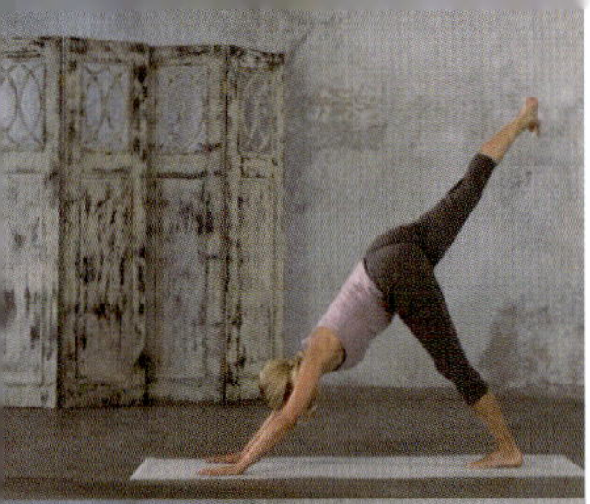

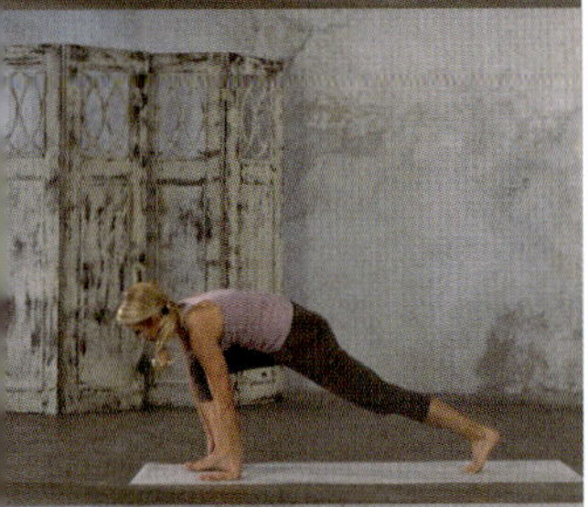

▶ 10 Gehen Sie mit dem nächsten Einatmen wieder in die Position des herabschauenden Hundes und strecken Sie zunächst das rechte Bein so nach oben, dass Arme, Rücken und Bein eine gerade Linie bilden. Der Fuß ist dabei geflext, um die Dehnung in Rücken und Bein zu intensivieren.

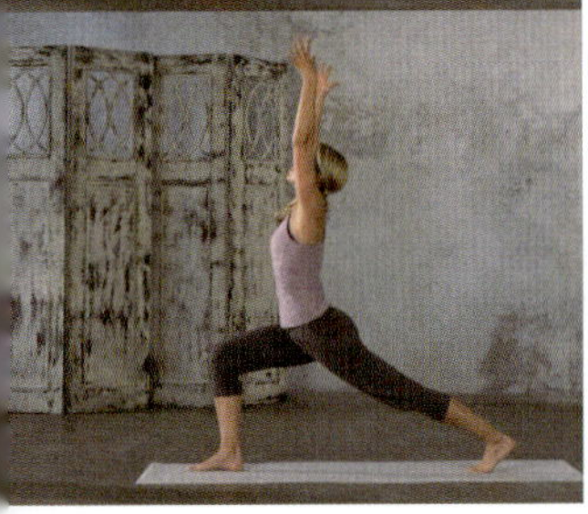

▶ 11 Mit dem Ausatmen stellen Sie das Bein in einer Bewegung zurück zwischen die Hände.

▶ 12 Der nächste Atemzug bringt Sie in *den Krieger I*. Dazu richten Sie den Rücken auf, heben die Arme gestreckt über den Kopf und machen den Hals lang, ohne ihn zu überstrecken. Das hintere Knie ist durchlässig.

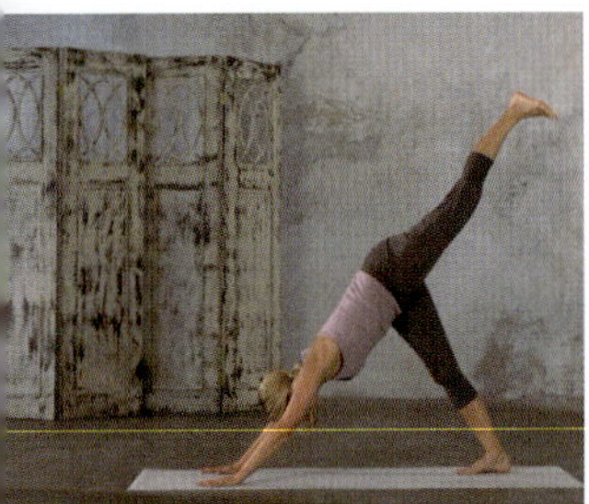

Wiederholen Sie nun die Übungen 10 bis 12 mit dem linken Bein:

▶ 13 Gehen Sie mit dem nächsten Einatmen erneut in die Position des *herabschauenden Hundes* und strecken Sie jetzt das linke Bein so nach oben, dass Arme, Rücken und Bein eine gerade Linie bilden. Der Fuß ist wieder geflext.

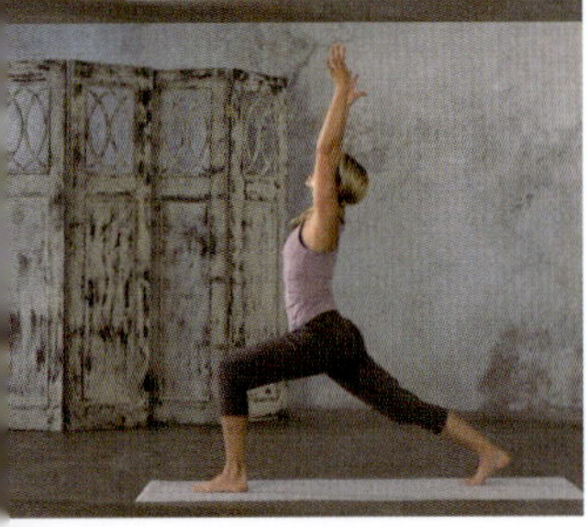

▶ 14 Mit dem Ausatmen stellen Sie das Bein in einer Bewegung zurück zwischen die Hände.

▶ 15 Es folgt *der Krieger I*. Dazu richten Sie den Rücken wieder auf, heben die Arme gestreckt über den Kopf und machen den Hals lang, ohne ihn zu überstrecken. Das hintere Knie ist durchlässig. Einatmen.

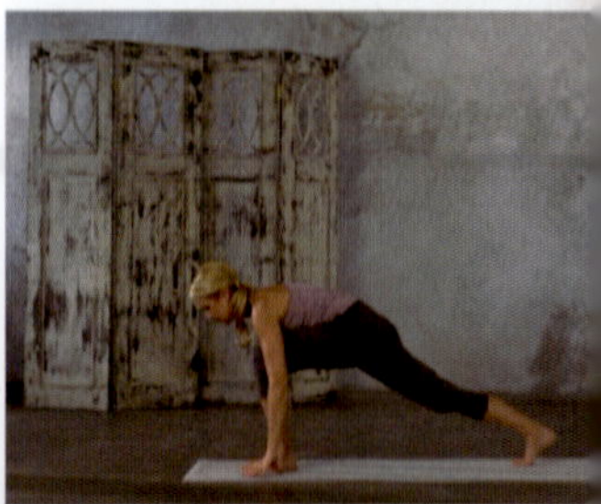

▶ 16 Beugen Sie sich mit dem Ausatmen wieder nach vorne, die Hände stützen sich am Boden ab, und stellen Sie das hintere Bein mit einer Bewegung neben das andere. Heben Sie dann mit dem Einatmen den Oberkörper und die Arme diagonal nach vorne-oben, so dass Hände, Arme und Rücken eine gerade Linie bilden. Die Knie sind gebeugt, die Oberschenkelmuskeln angespannt – *Der Blitz*.

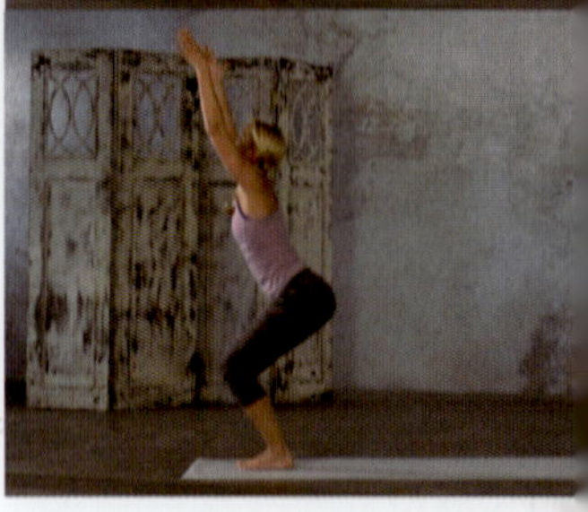

Bei Ausatmen kommen Sie wieder in die *Berghaltung* und schließen so den Sonnengruß ab.

2.4 Yoga-Flows

Mit den folgenden Yogasequenzen können Sie ganz gezielt das trainieren, woran es Ihnen gerade ein wenig mangelt: Gelassenheit, Energie oder Beweglichkeit. Am besten, Sie wärmen Ihren Körper zunächst mit Hilfe der zuvor beschriebenen Vorübungen und einem oder mehreren *Sonnengrüßen* auf. Achten Sie beim Üben stets darauf, alle Bewegungen ruhig und konzentriert auszuführen, um Verletzungen zu vermeiden. Wenn es Ihnen nicht gelingt, die gezeigte Position einzunehmen, deuten Sie sie nur an. Es ist auch völlig in Ordnung, Kissen zum Abstützen zu Hilfe zu nehmen. Gehen Sie bitte nie bis an die Schmerzgrenze. Viel effektiver sind die Übungen, wenn Sie sie regelmäßig üben. Ihre Gelenke, Bänder und Muskeln werden zusehends beweglicher und kräftiger.

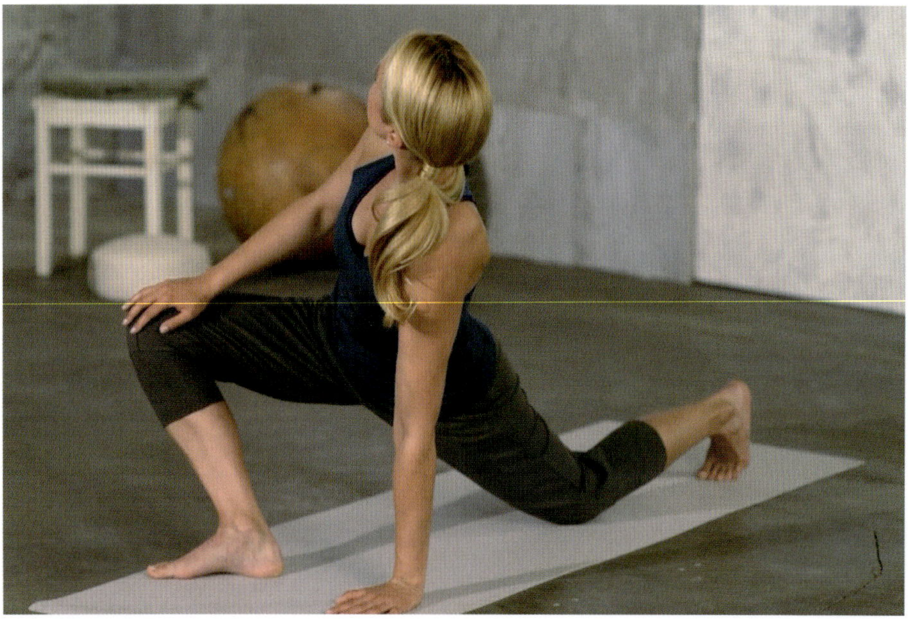

▶ 2.4.1 Flexibilität

▶ 1 Beginnen Sie die Übungsfolge im Schneidersitz – *Sukhasana*

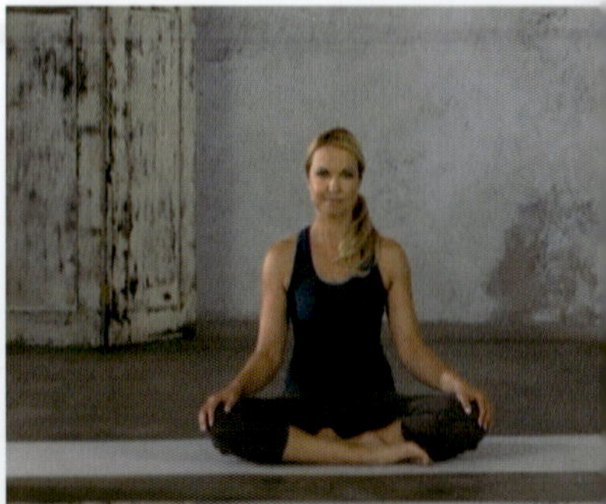

▶ 2 Einatmen, den Rücken strecken, ausatmen, den Kopf sanft nach rechts drehen und den Blick über die rechte Schulter gleiten lassen. Der Oberkörper bleibt dabei ruhig, die Bewegung kommt aus der Halswirbelsäule. Dann den Kopf langsam und sanft nach links drehen und zurück in die Mitte. Im eigenen Rhythmus atmen. Nachspüren.

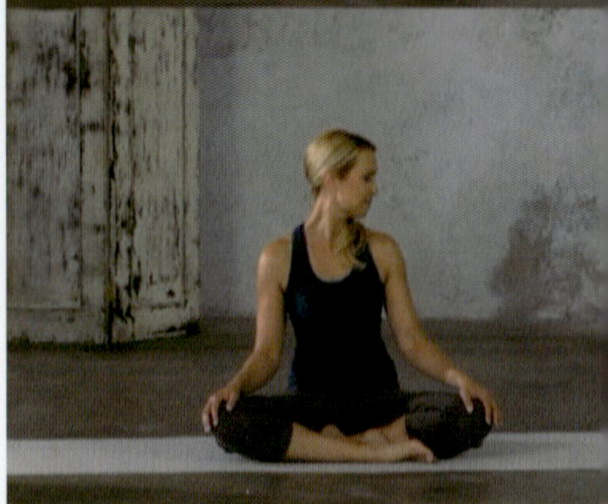

▶ 3 Mit dem Einatmen die Arme hoch über den Kopf heben und mit dem Ausatmen wieder sinken lassen.

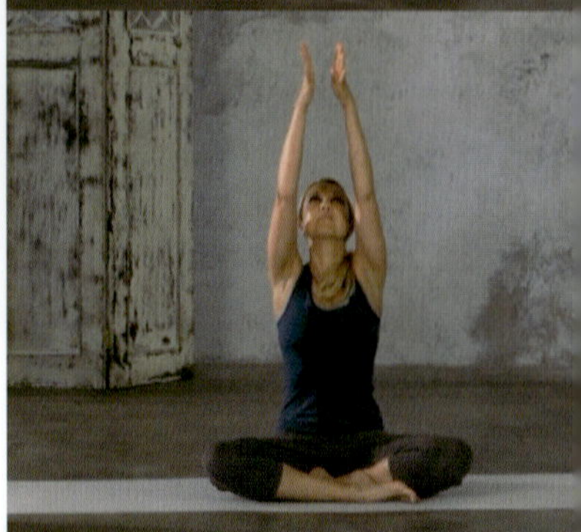

▶ 4 Den Oberkörper und den Kopf nach rechts drehen. Der Blick geht wieder mit über die Schulter. Die Bewegung kommt also aus der Brustwirbelsäule. Kopf und Oberkörper anschließend über die Mitte nach links drehen. Diese Übung vier Mal wiederholen.

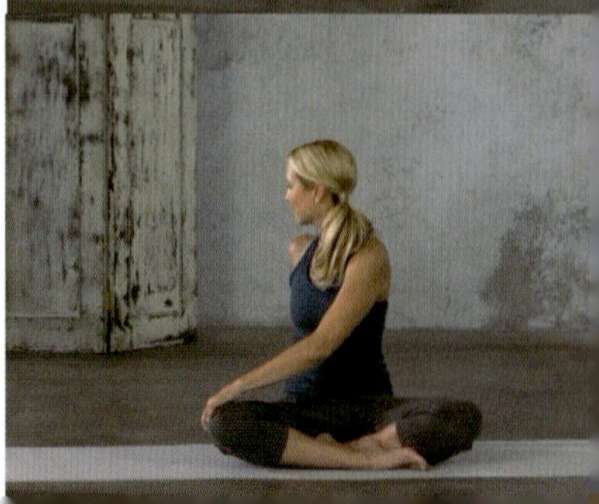

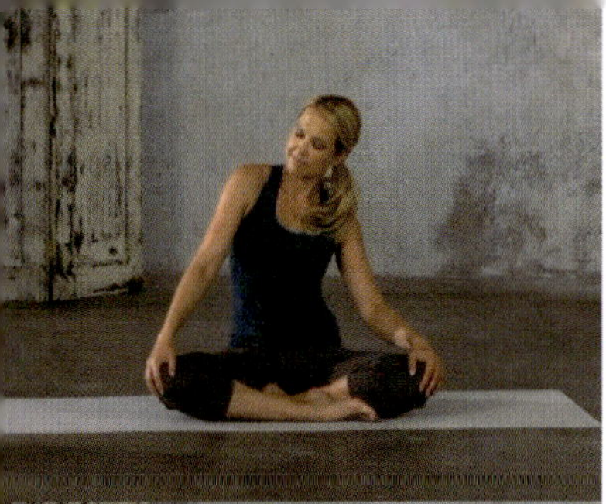

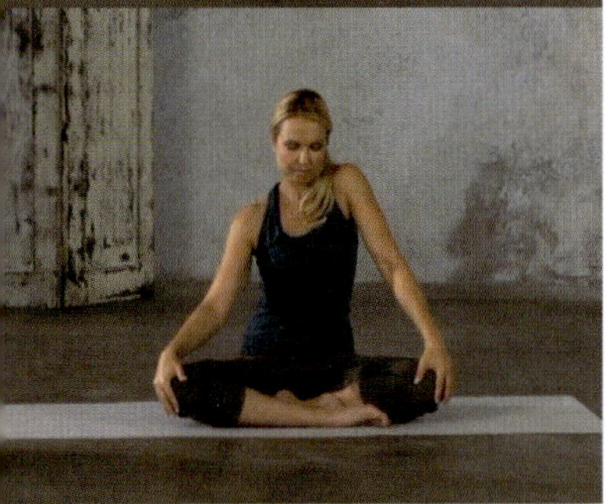

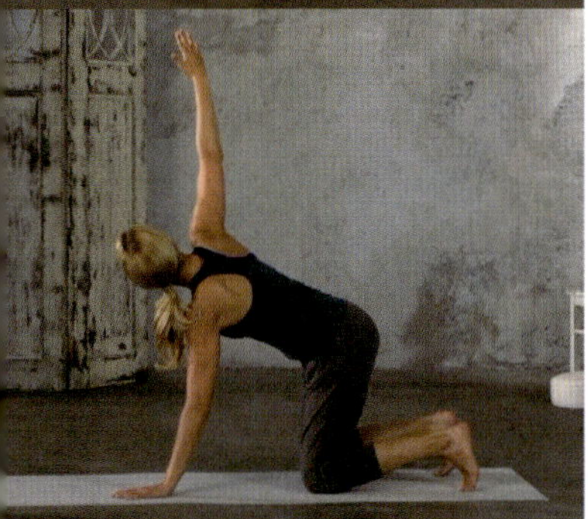

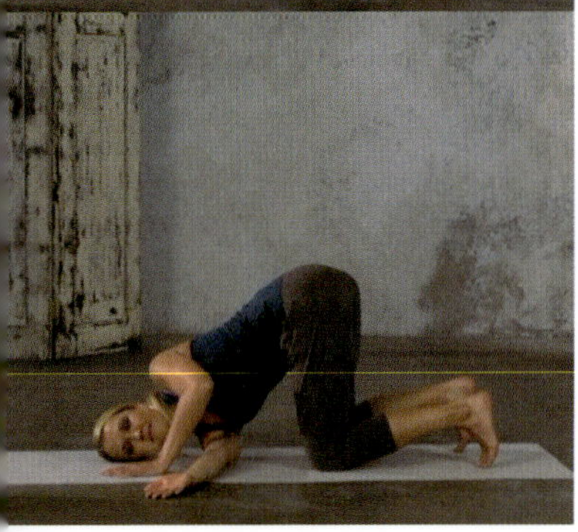

▶ 5 Setzen Sie sich wieder in den aufrechten Schneidersitz. Der Blick geht geradeaus, die Hände liegen entspannt auf den Knien. »Malen« Sie nun mit dem Oberkörper Wellenbewegungen nach rechts und links. Die Bewegung kommt wieder aus der Brustwirbelsäule.

▶ 6 Schieben Sie die Knie zusammen und kommen Sie über die Seite in den Vierfüßlerstand. Beim Einatmen strecken Sie den rechten Arm weit nach oben-außen. Drehen Sie dabei den Brustkorb weit auf. Die Arme bilden eine gerade, vertikale Linie. Nehmen Sie den hochgestreckten Arm beim Ausatmen zurück und schieben Sie ihn nun unter der linken Schulter hindurch weit und tief nach links. Wiederholen Sie diese Übung drei Mal und wechseln Sie dann die Seite. Achten Sie bei dieser Übung darauf, dass die Bewegung der Mobilisation der Brustwirbelsäule und der Schulter dient und die bewegte Schulter daher mit unter die Schulter des »Standarmes« gezogen wird. In einer Variation können Sie Kopf und Schulter bei dieser Drehung am Boden ablegen.

▶ 7 Gehen Sie aus dem Vierfüßlerstand in den *herabschauenden Hund*. Strecken Sie die Wirbelsäule, indem Sie die Sitzbeinhöcker nach hinten-oben schieben und genießen Sie die Dehnung im Rücken. Räkeln Sie sich im eigenen Atemrhythmus, indem Sie »auf der Stelle laufen« ohne jedoch die Füße vom Boden zu lösen. Eine Wohltat für Vielsitzer!

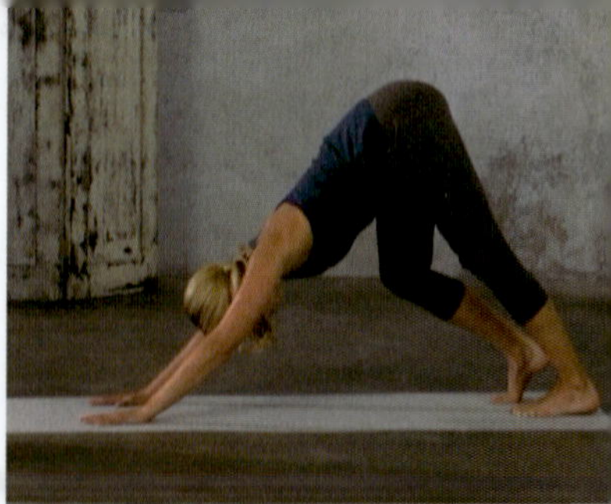

▶ 8 Einatmend die rechte Hand vom Boden lösen und ausatmend zum linken Fußgelenk greifen, die Position halten, tief atmen und mit jedem Ausatmen die Wirbelsäule mehr zum linken Bein eindrehen. Anschließend die Seite wechseln.

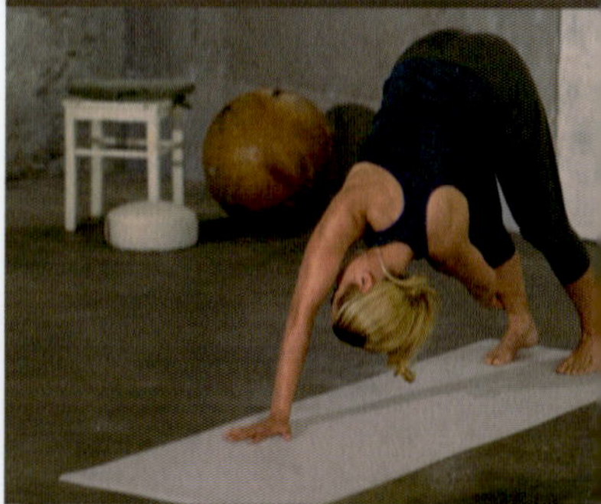

▶ 9 Aus dem *herabschauenden Hund* nach vorne laufen, in der *tiefen Vorwärtsbeuge (Utthanasana)* ankommen und den Rücken genüsslich dehnen.
Beenden Sie dieses Asana, indem Sie den Rücken langsam Wirbel für Wirbel aufrollen und mit der *Berghaltung* abschließen.

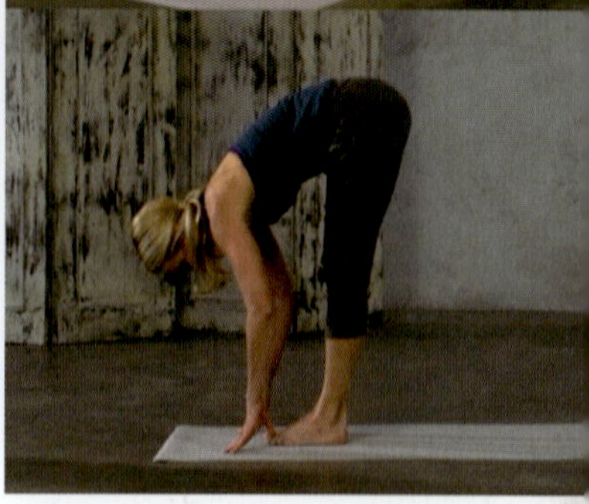

▶ 10 Nehmen Sie beim Einatmen die *Blitzposition* ein: Knie beugen, Arme gestreckt diagonal nach oben heben, über dem Kopf zusammenführen und den Rücken lang machen. Mit dem Ausatmen ziehen Sie die Arme vor die Brust und drehen gleichzeitig den Kopf und den Oberkörper nach rechts. Die Bewegung kommt aus der Brustwirbelsäule. Die Knie bleiben gebeugt. Einatmend wieder zurück in den *Blitz* gehen und ausatmend auf die linke Seite drehen. Diese Übung insgesamt vier Mal ausführen. Beenden Sie auch diese Übung, indem Sie zurück in die *Berghaltung* kommen.

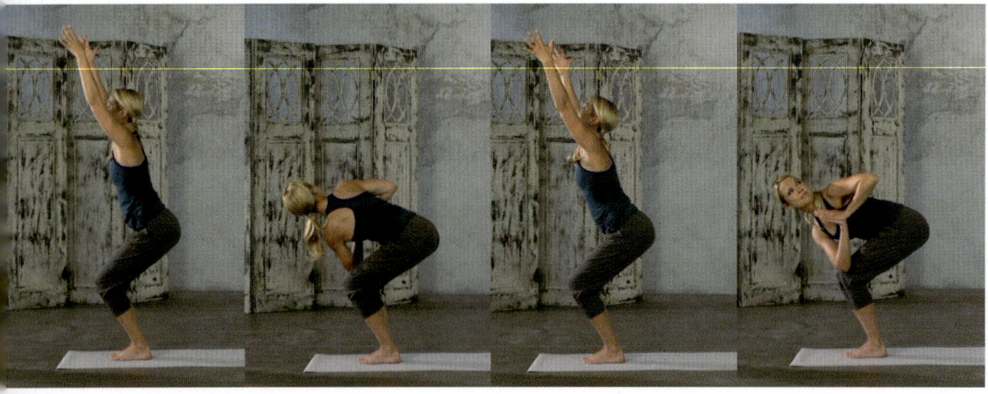

▶ 11 Gehen Sie in die Grätsche. Die Beine sind weit auseinander gestellt, die Füße in leichter V-Stellung. Achten Sie auf die Bauchspannung und richten Sie den Rücken auf. Mit dem nächsten Einatmen die Arme seitlich auf Schulterhöhe anheben, mit dem Ausatmen den Oberkörper nach vorne beugen. Die *doppelte T-Stellung* einnehmen, indem Sie den Oberkörper nach rechts aufdrehen und dabei den rechten Arm gestreckt nach oben und den linken gestreckt nach unten führen, einatmen, die Position halten, ausatmen, den Oberkörper wieder zurück drehen und vornüber beugen, einatmen. Ausatmend zum rechten Bein »wandern« und den Fußknöchel umfassen. Festhalten, Rücken und Bein dehnen, Nasenspitze Richtung Knie. Mit dem Oberkörper zurück in die Mitte »wandern« und die Übung zur anderen Seite wiederholen. Beenden Sie das Asana, indem Sie mit dem Oberkörper zurück zur Mitte kehren, beim Einatmen den Rücken langsam und Wirbel für Wirbel aufrollen und beim Ausatmen zurück in die *Berghaltung* kommen.

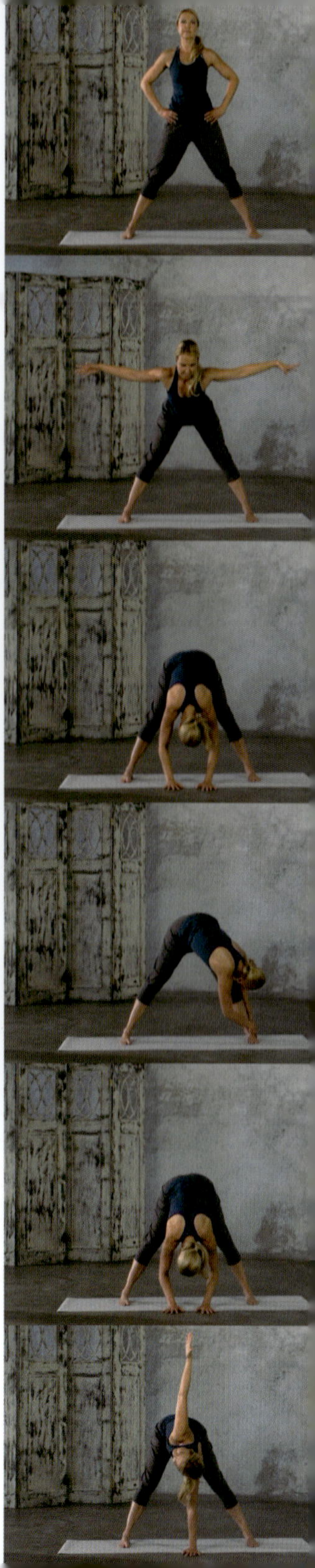

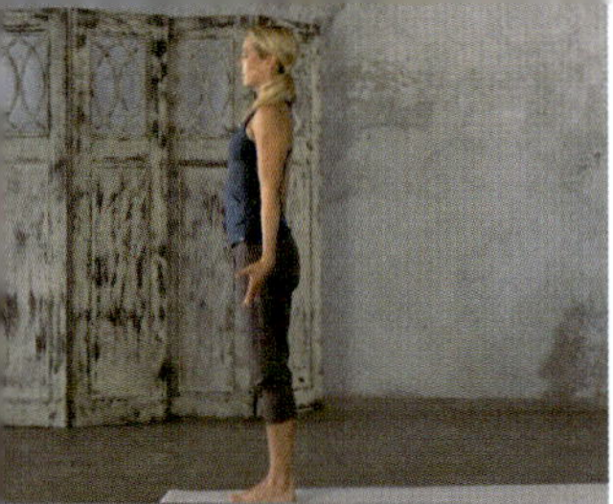
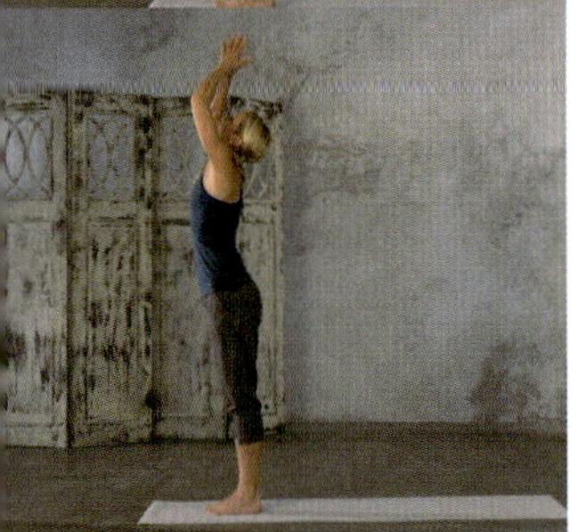
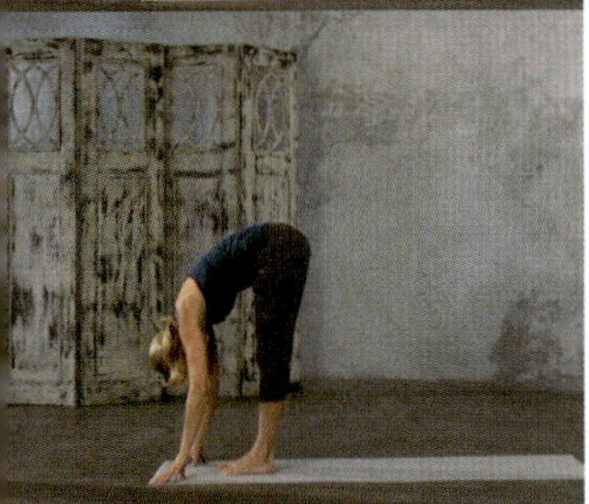
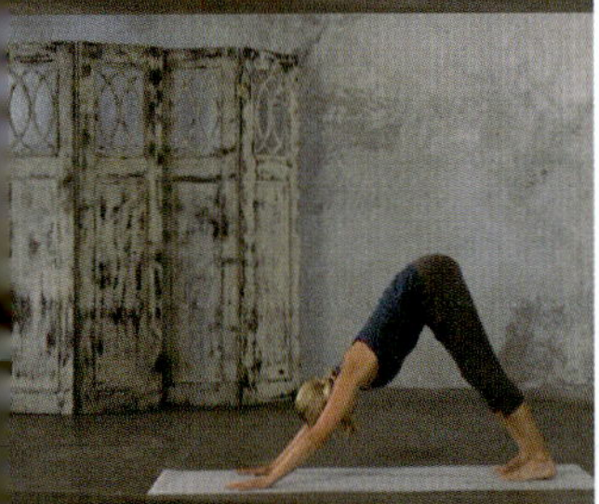
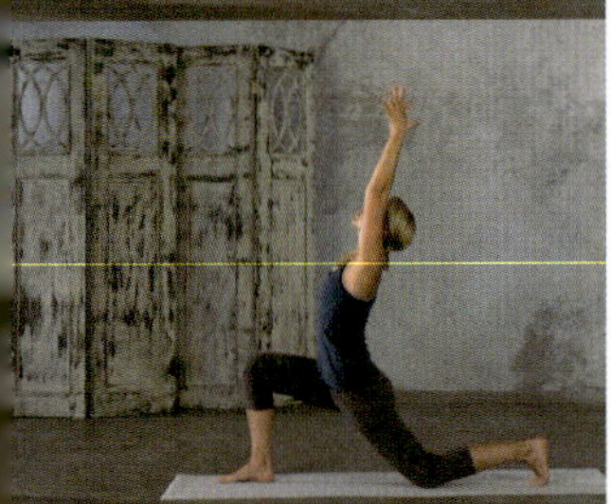
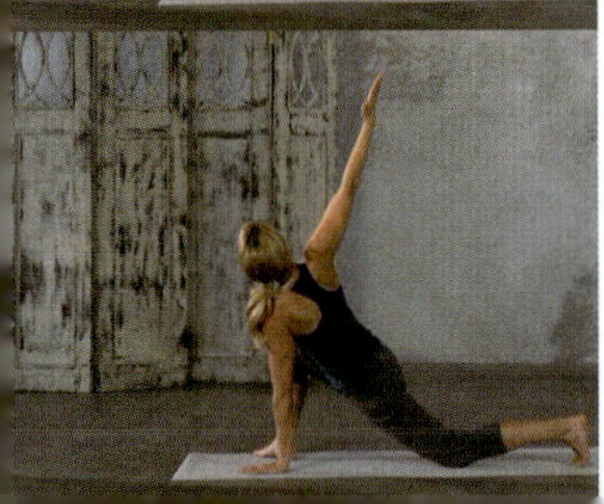

▶ 12 Beim Einatmen die Hände über den Kopf heben und ausatmend vornüber beugen in die *tiefe Vorbeuge* und weiter in den *herabschauenden Hund*. Das rechte Bein in einer Bewegung zwischen die Hände bringen und in die Position des *Kriegers I* gehen. Dabei das hintere Knie absetzen, den vorderen Fuß auswärts drehen, die rechte Hand ans Knie und zum vorderen Bein eindrehen, Knie dabei nach außen ‚drücken', fallen lassen, loslassen, Becken sinkt mit. Einatmen und zurück eindrehen, den Fuß wieder gerade stellen, die Arme über den Kopf anheben, ausatmend die Hände in *Namasté* vor der Brust zusammenführen. Mit dem nächsten Atemzug die linke Hand am Boden abstützen und den Oberkörper nach rechts aufdrehen. Dabei den rechten Arm vertikal nach oben strecken. Der Blick folgt der rechten Hand. Das hintere Knie kann angehoben und das Bein durchgestreckt werden. Die Position halten und bewusst in die Drehung atmen. Über den *herabschauenden Hund* die Seite wechseln und die Übung nach links wiederholen. Wieder in den *herabschauenden Hund* zurückkehren und das Asana so beenden.

▶ 13 Aus dem *herabschauenden Hund* zuerst in den Vierfüßlerstand und dann in den aufrechten Fersensitz kommen. Das Gesäß anheben, in den Kniestand kommen, Hände an den unteren Rücken legen, Schultern zurück fallen lassen in das *Kamel*. Bei einer intensiveren Variante greifen Fortgeschrittene mit den Händen zu den Fersen. Beenden Sie das Asana, indem Sie in die *Kindsposition* gehen, diese kurz halten, sich dann aufrollen und in den aufrechten Schneidersitz setzen.

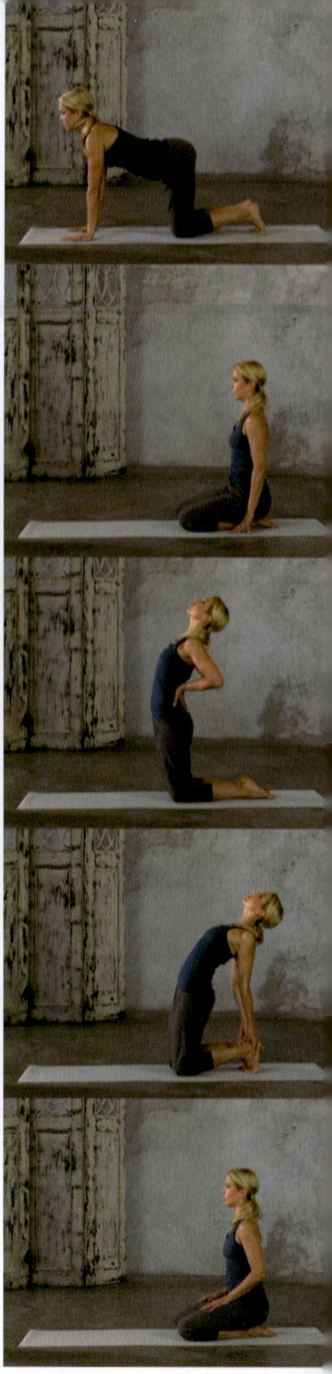

▶ 14 Aus dem Schneidersitz heraus gehen Sie in den *Drehsitz*. Dazu stellen Sie den rechten Fuß über das linke Bein – etwa auf Höhe der Oberschenkel. Drehen Sie dann den Oberkörper nach rechts auf und legen Sie den rechten Arm hinter den Körper. Mit der linken Hand am rechten Knie unterstützen Sie die Drehung. Achtung: Die Bewegung kommt aus der Brustwirbelsäule und nicht aus den Schultern. Andernfalls blockieren Sie das Hüftgelenk und belasten die Wirbel des unteren Rückens. Kehren Sie zurück in den Schneidersitz und wechseln Sie anschließend die Seite. Diese Übung endet im aufrechten Schneidersitz.

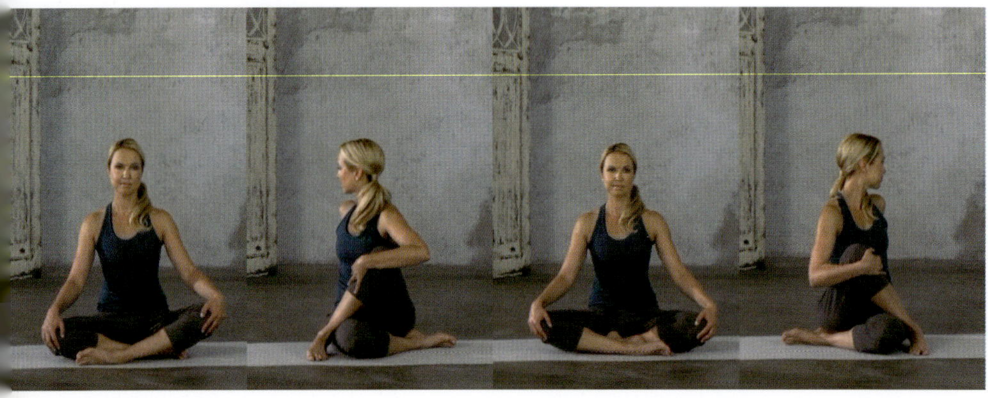

▶ 15 Zum Abschluss stellen Sie die Füße parallel auf, umfassen die Knie mit beiden Armen und dehnen den Rücken, indem Sie ihn rund machen. Halten Sie die Position kurz, richten Sie sich auf und spüren Sie im aufrechten Schneidersitz noch ein paar Atemzüge lang nach.

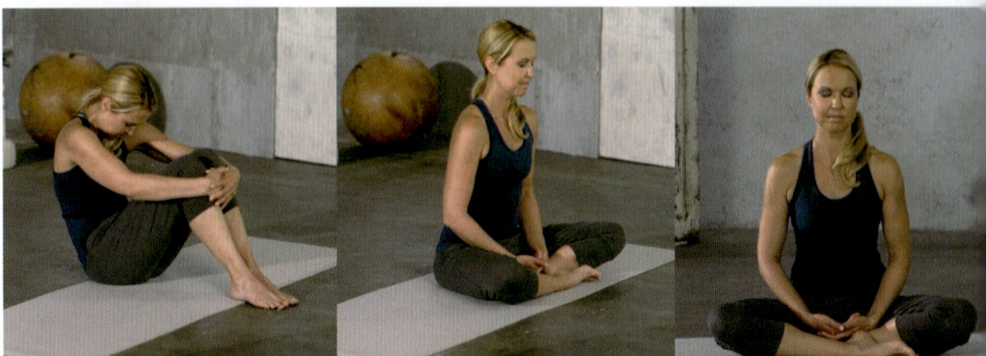

▶ 2.4.2 Kraft & Energie

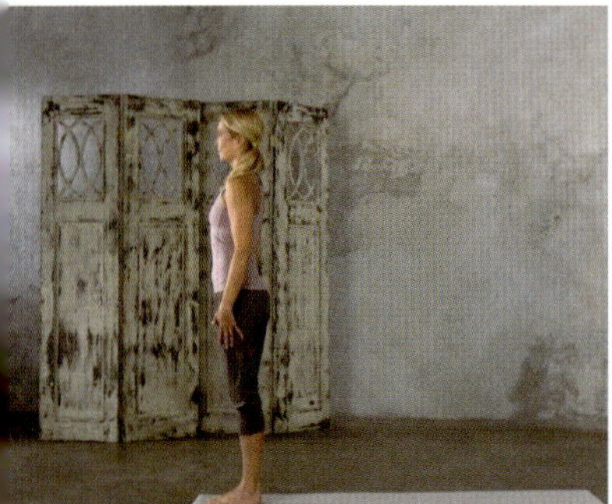

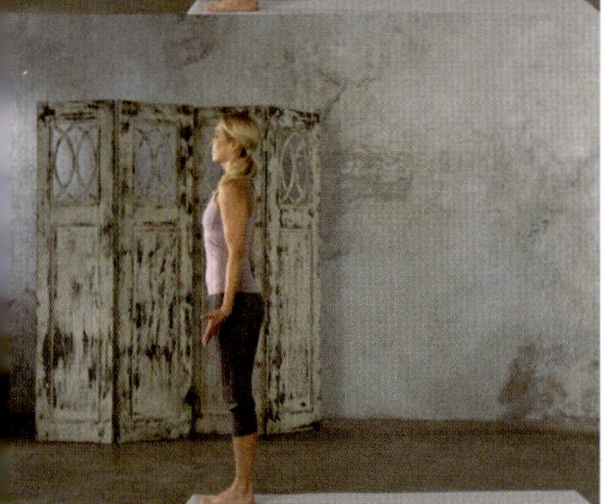

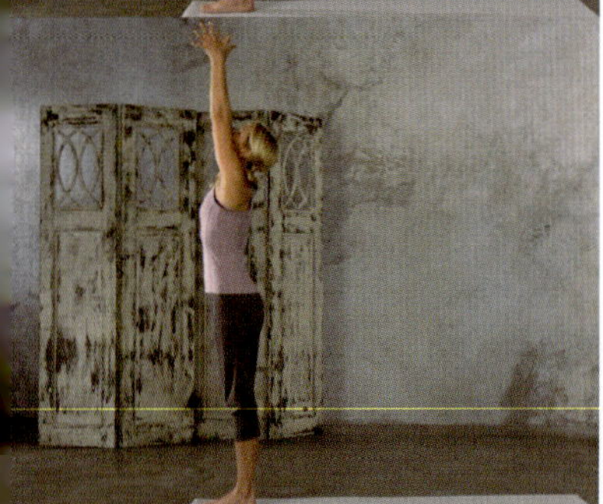

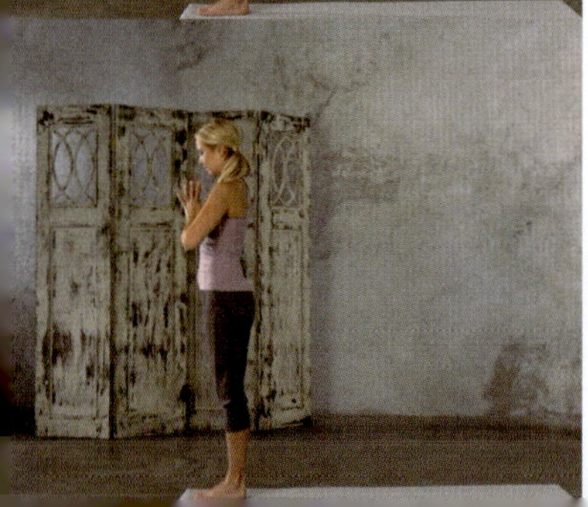

▶ 1 Beginnen Sie die Übungsfolge in der *Berghaltung (Tadasana)*. Verankern Sie die Füße fest im Boden, die Knie sind leicht durchlässig, der Rücken ist aufgerichtet und trägt den Kopf »wie eine Krone«. Die Arme hängen entspannt seitlich vom Körper, der Bauch ist leicht angespannt. Atmen Sie einige Male ruhig ein und aus in Ihrem eigenen Rhythmus.

▶ 2 Atmen Sie tief aus und mit dem Einatmen heben Sie die Arme seitlich hoch und führen sie über dem Kopf zusammen. Mit dem Ausatmen senken Sie die Hände bis vor die Brust. Diese Haltung heißt *Namasté* (Sanskrit: »Ich grüße das Göttliche in Dir«) und ist gleichzeitig auch die typische Begrüßungshaltung im Buddhismus. In den Übungen dient sie dazu, sich auf sich selbst und das Fließen des Atems zu konzentrieren. Verharren Sie also ein, zwei Atemzüge lang in dieser Position und beobachten Sie, wie Ihr Atem ganz von alleine fließt.

▶ 3 Mit dem nächsten Einatmen heben Sie wieder die Arme über die Seite nach oben und führen sie über dem Kopf zusammen. Beim Ausatmen beugen Sie sich vornüber in die *tiefe Vorwärtsbeuge (Uttanasana)*. Gehen Sie zu Beginn Ihres Trainings nur so weit herunter, wie Sie es ohne Schmerzen schaffen. Die Hände müssen den Boden nicht berühren, die Knie dürfen leicht gebeugt sein. Erst nach einiger Praxis wird es Ihnen gelingen, sich mit gestreckten Knien ganz herunter zu beugen und irgendwann sogar die Knie mit der Stirn zu berühren. Seien Sie aber geduldig mit sich und forcieren Sie nichts.

▶ 4 Beim Einatmen heben Sie den Kopf und beugen gleichzeitig die Knie – *halbe Vorwärtsbeuge* – und gehen mit je einem großen Schritt nach hinten in den *herabschauenden Hund*. Dabei atmen Sie aus. Achten Sie darauf, den Rücken lang zu strecken, indem Sie die Sitzbeinhöcker bewusst nach hinten-oben schieben. Die Dehnung wird zusätzlich unterstützt, wenn Sie die Fersen am Boden lassen.

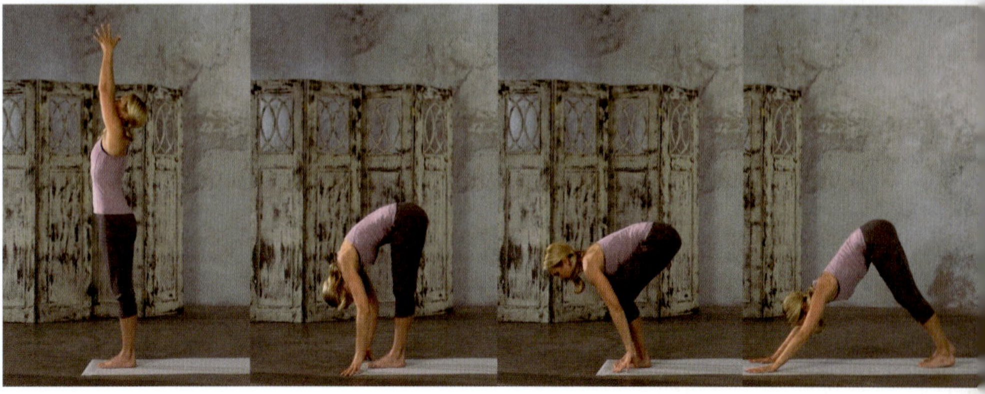

▶ 5 Strecken Sie mit dem nächsten Atemzug das rechte Bein nach hinten hoch. Arme, Rücken und das rechte Bein sollen eine gerade Linie bilden. Der rechte Fuß ist geflext.

▶ 6 Ausatmen und das rechte Bein in einem Schritt zurück nach vorne zwischen die Hände stellen, einatmen und dabei den Oberkörper weit nach hinten aufrichten, den rechten Arm nach oben strecken in den *Krieger I* – der Blick folgt der Hand – und die Dehnung im hinteren Bein spüren. Achtung: Da sich das hintere Knie automatisch nach außen dreht, um die Stabilität zu erhöhen, müssen Sie den linken Fuß entsprechend ausrichten, um das Kniegelenk zu schonen.

▶ 7 Beim Ausatmen den Oberkörper nach links drehen, den linken Arm dabei nach oben strecken und den rechten auf das rechte Knie abstützen. Der Blick geht nach oben, die Beine bleiben unverändert – *Krieger II*.

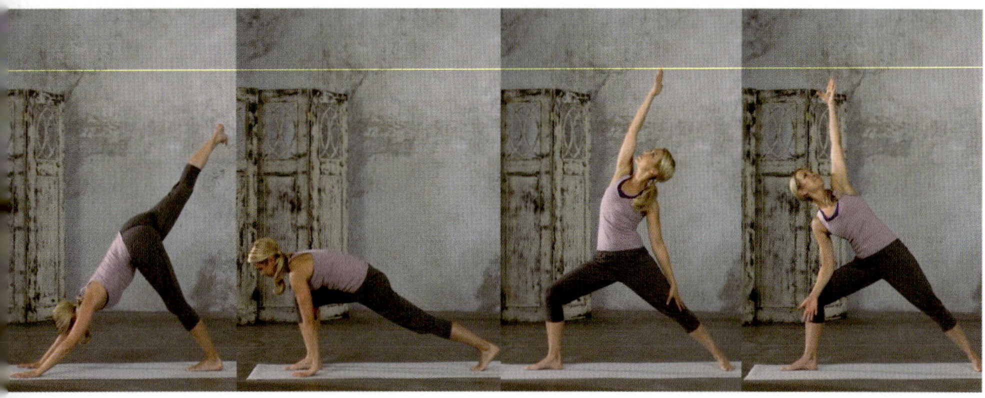

▶ 8 Einatmen und dabei den Blick nach vorne richten und den rechten Arm nach vorne strecken – *tanzender Krieger*.

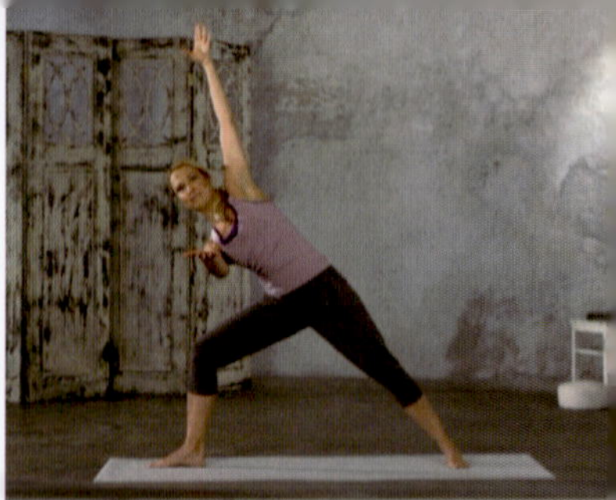

▶ 9 Ausatmen und über die *gestreckte Winkelposition* in den *Seitstütz* gehen. Dafür setzen Sie die rechte Hand am Boden ab, das rechte Bein wird gestreckt hinter das linke gebracht und der Blick geht wieder nach oben. Das Gewicht liegt auf dem rechten Arm und den Füßen, wobei nur die Fußaußenkante des rechten Fußes den Boden berührt. Dabei einatmen.

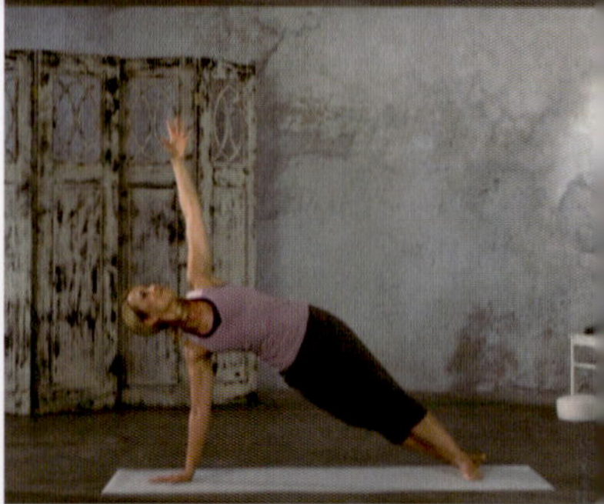

▶ 10 Zum Ausgleich kommen Sie nun mit dem nächsten Ausatmen in die *Kindsposition*. Wenn Sie mögen, halten Sie diese Position einige Atemzüge lang und genießen Sie die Beugung der Gelenke.

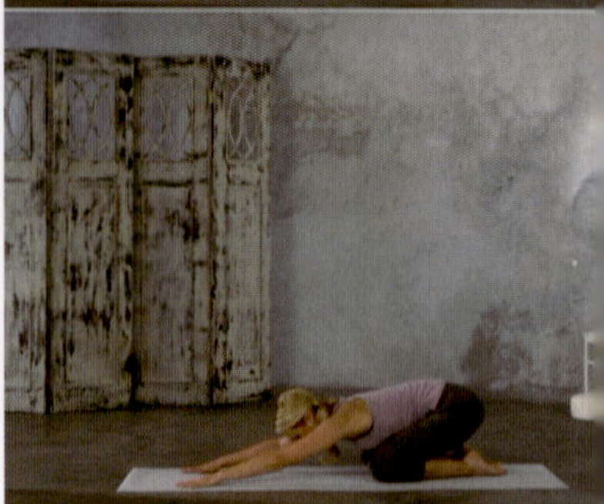

▶ 11 Einatmend den Rücken rund machen, das Gesäß anheben und in den *herabschauenden Hund* kommen.

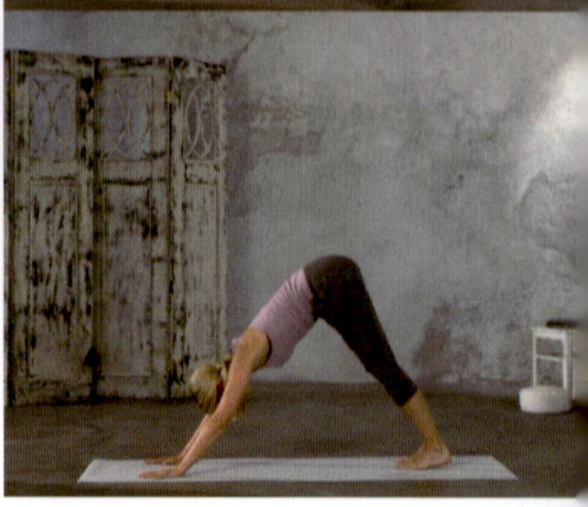

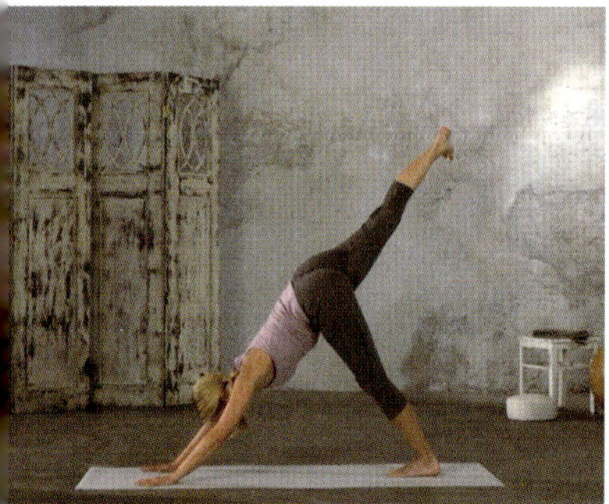

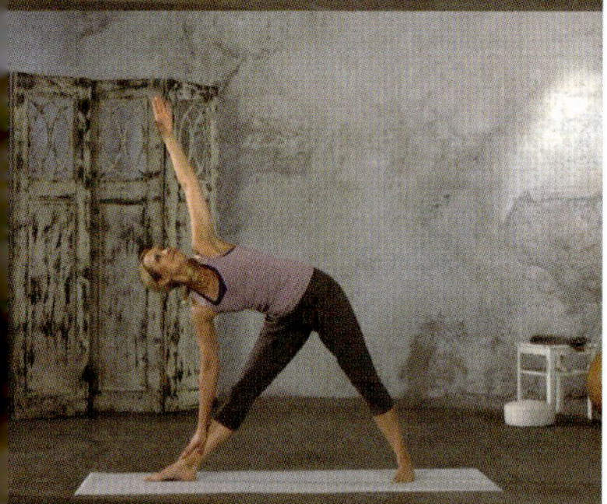

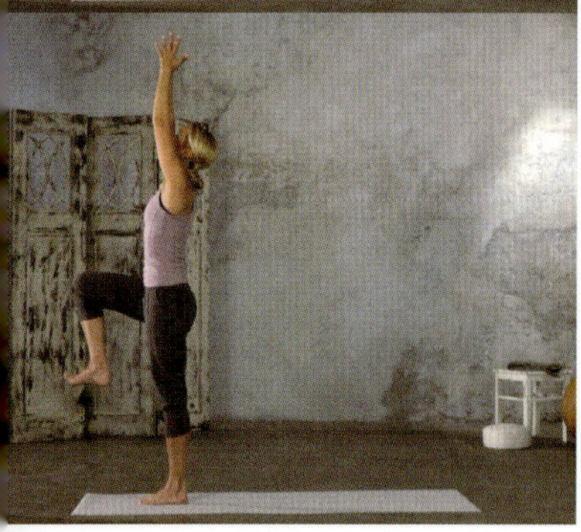

▶ 12 Strecken Sie mit dem nächsten Atemzug das rechte Bein erneut nach hinten mit geflextem Fuß hoch.

▶ 13 Ausatmen und das rechte Bein in einem Schritt zurück nach vorne zwischen die Hände stellen, den linken Arm vom Boden lösen und nach oben strecken, dabei den Oberkörper nach links aufdrehen und den Blick dem Arm folgen lassen – *gedrehte Winkelposition*. Beenden Sie dieses Asana, indem Sie zurück in die *Berghaltung* kommen.

▶ 14 Aus der *Berghaltung* einatmend die Hände seitlich hochheben und über dem Kopf zusammenführen. Gleichzeitig das rechte Bein vom Boden lösen und das Knie beugen. Das Gewicht ruht nun alleine auf dem linken Bein, weshalb Sie sich gut mit dem Boden verankern müssen, um die Balance zu halten – *der Baum*.

▶ 15 Ausatmen, die Arme vor die Brust senken, den Oberkörper nach vorne beugen und gleichzeitig das rechte Bein gestreckt nach hinten heben, so dass Kopf, Rücken und rechtes Bein eine gerade Linie bilden – *Krieger III*. Einatmen und die Position halten.

▶ 16 Ausatmen und zurück in die *Berghaltung* kommen. Einige Atemzüge verharren und der Energie nachspüren, die Sie mit dieser Yoga-Sequenz getankt haben.

Anschließend die gesamte Übung mit der anderen Körperseite durchführen.

Ein Trainingseffekt stellt sich ein, wenn Sie diese Übung insgesamt vier Mal wiederholen.

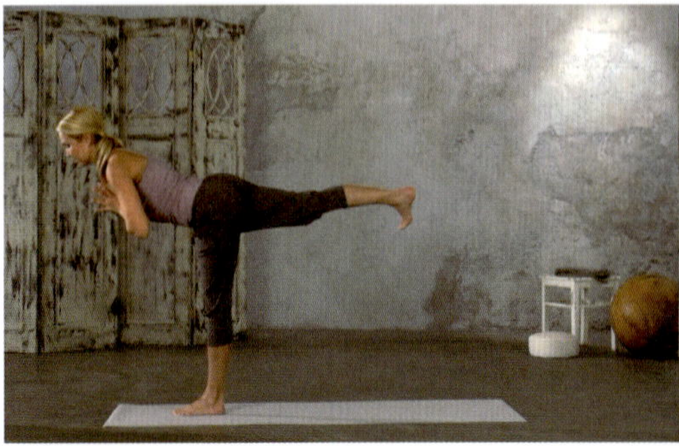

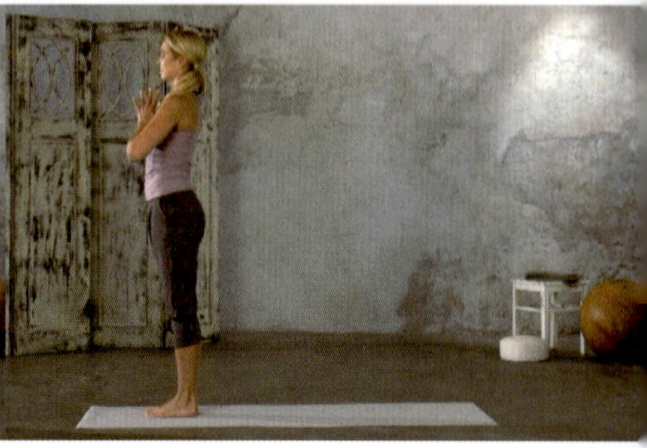

▶ 2.4.3 Gelassenheit & Ruhe

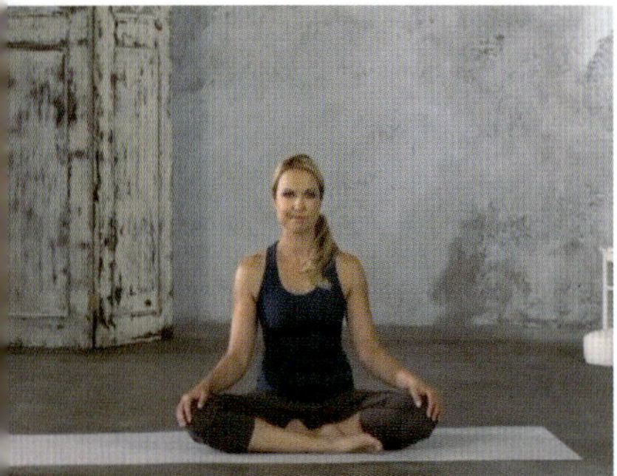

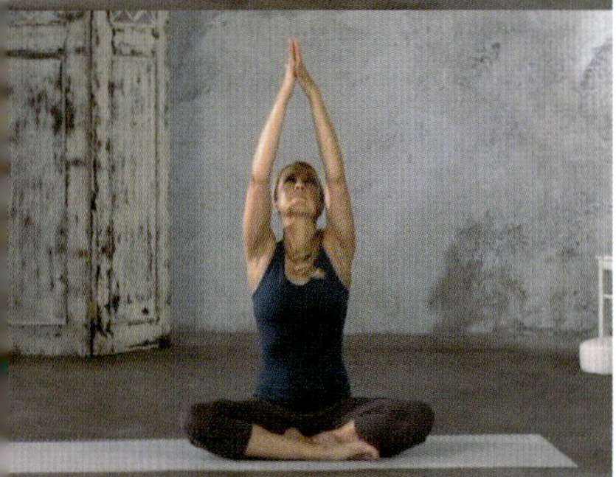

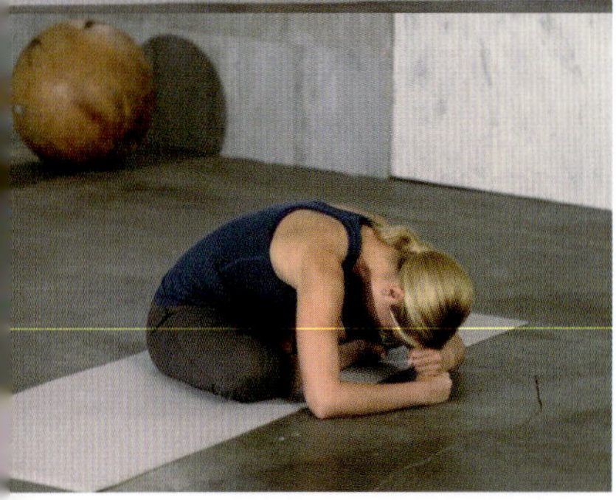

▶ 1 Beginnen Sie diese Yoga-Sequenz im Schneidersitz. Richten Sie den Rücken auf und achten Sie einige Atemzüge lang darauf, wie Ihr Atem von ganz alleine fließt.

▶ 2 Heben Sie die Arme seitlich hoch über den Kopf und atmen Sie bewusst und langsam vier Mal ein und aus. Spüren Sie, wie der einströmende Atem Ihren Brustkorb weitet.

▶ 3 Senken Sie die Arme und legen Sie Ihre Hände vorne auf dem Boden ab. »Wandern« Sie mit den Händen weiter nach vorne und beugen Sie dabei den Oberkörper so weit es geht. Die Sitzbeinhöcker bleiben am Boden, bis die Stirne den Boden berührt; halten Sie die Position und atmen Sie in Ihrem Rhythmus ein und aus. Anfängern wird es nicht gelingen, sich so tief vorzubeugen. Nehmen Sie dann einfach Kissen und stützen Sie den Kopf damit ab. (Nach und nach wird der benötigte Kissenberg kleiner werden!)

▶ 4 Rollen Sie den Rücken Wirbel für Wirbel auf, schieben Sie die Knie zusammen und strecken Sie die Beine nach vorne aus – *Stabsitz*. Achten Sie darauf, den Rücken lang zu strecken. Eventuell müssen Sie sich mit den Händen hinter dem Rücken abstützen.

▶ 5 Ausatmen und den Oberkörper nach vorne beugen – *sitzende Vorwärtsbeuge* – Unterarme am Boden neben den Beinen ablegen, Position halten.

▶ 6 Den Rücken langsam und Wirbel für Wirbel aufrollen.

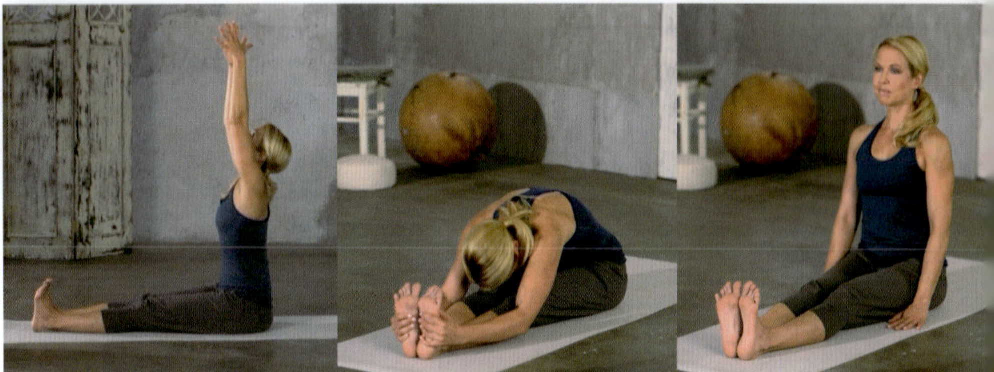

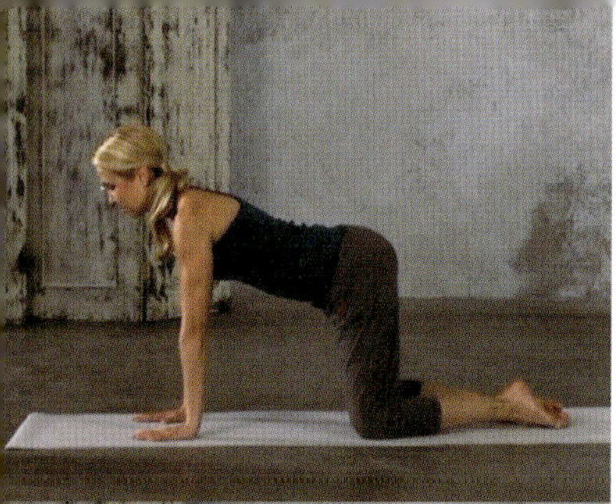

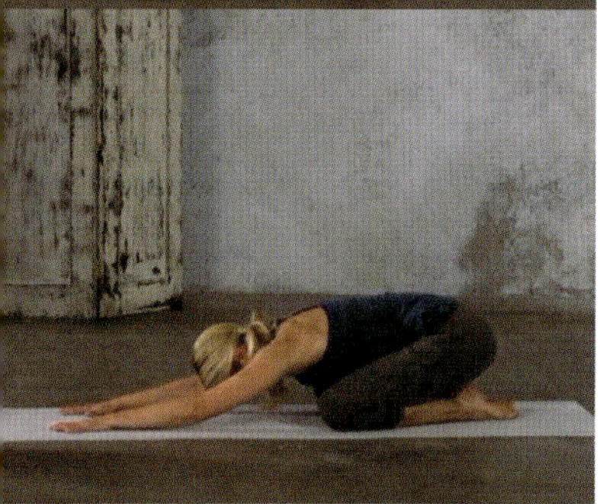

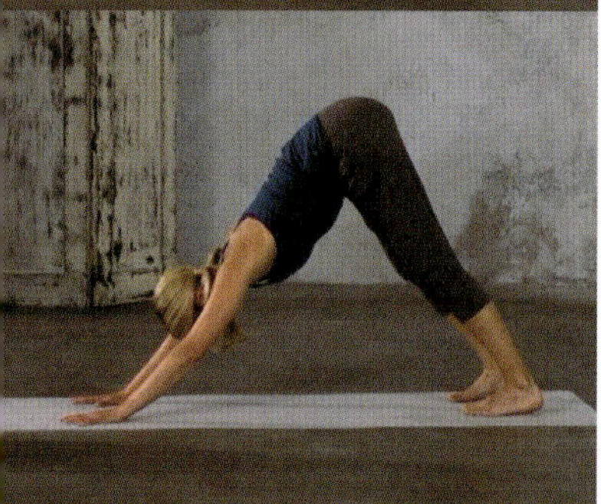

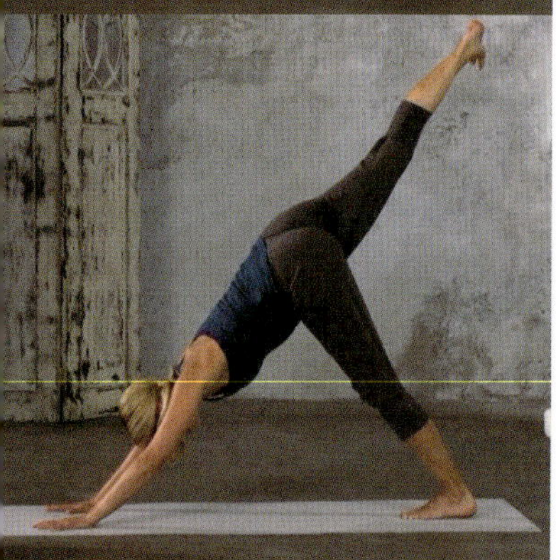

▶ 7 Kommen Sie zunächst über die Seite in den Vierfüßlerstand, setzen Sie sich dann mit dem Gesäß auf die Fersen und kommen Sie in die *Kindsposition*. Strecken Sie den Rücken lang und genießen Sie die Dehnung im Rücken. Kommen Sie wieder in den Vierfüßlerstand und gehen Sie dann noch einmal zurück in die *Kindsposition*. Wiederholen Sie diesen Wechsel zwischen Vierfüßlerstand und *Kindsposition* insgesamt vier Mal.

▶ 8 Kommen Sie vom Vierfüßlerstand in den *herabschauenden Hund* und halten Sie die Position einige Atemzüge lang. Achten Sie darauf, den Rücken lang zu strecken, indem Sie die Sitzbeinhöcker nach hinten-oben schieben und spüren Sie die Dehnung im Rücken.

▶ 9 Strecken Sie das rechte Bein lang nach oben, so dass Arme, Rücken und Bein eine gerade Linie bilden.

▶ 10 Bringen Sie das rechte Bein angewinkelt nach vorne und heben Sie den Oberkörper an, so dass der Rücken nach hinten gebeugt wird. Halten Sie diese Position einige Atemzüge lang. Legen Sie dann die Unterarme am Boden ab. Unterarme, Knie, Schienbein und Fuß des rechten Beines und das langgestreckte linke Bein liegen in einer Linie am Boden – *Taube*. Sie können den Kopf auch auf den Händen ablegen, wenn Ihnen das leichter fällt.

▶ 11 Kommen Sie wieder in den herabschauenden Hund und strecken Sie nun das linke Bein lang nach oben, so dass Arme, Rücken und Bein eine gerade Linie bilden.

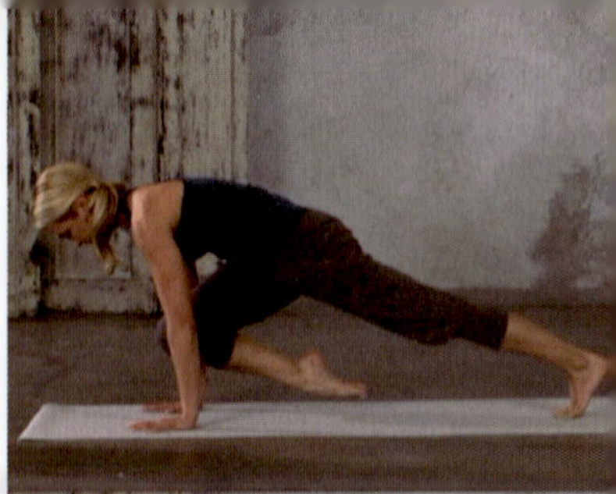

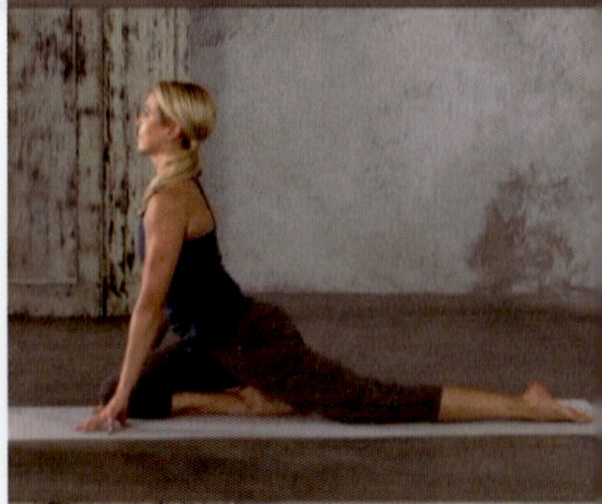

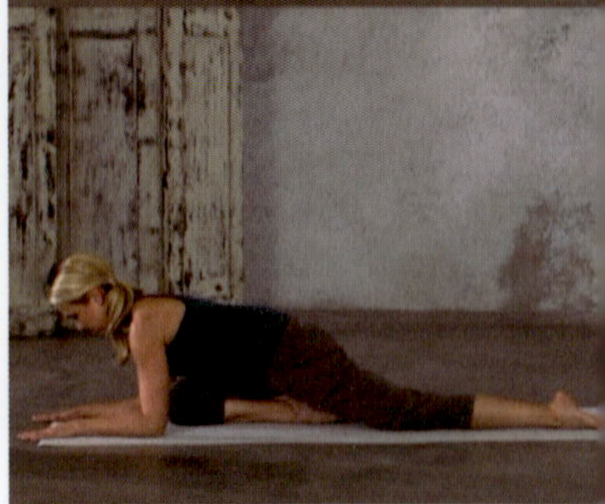

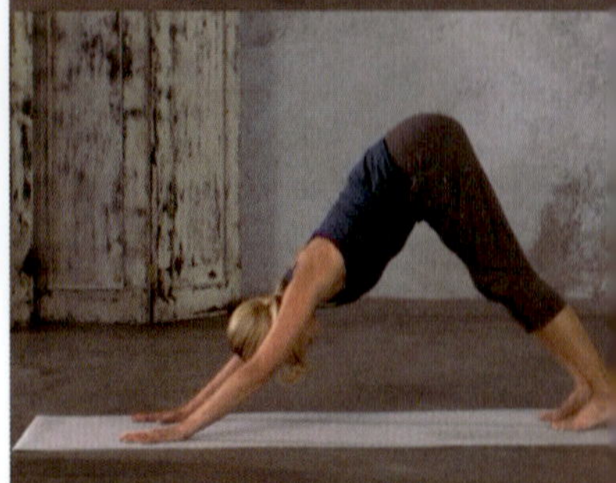

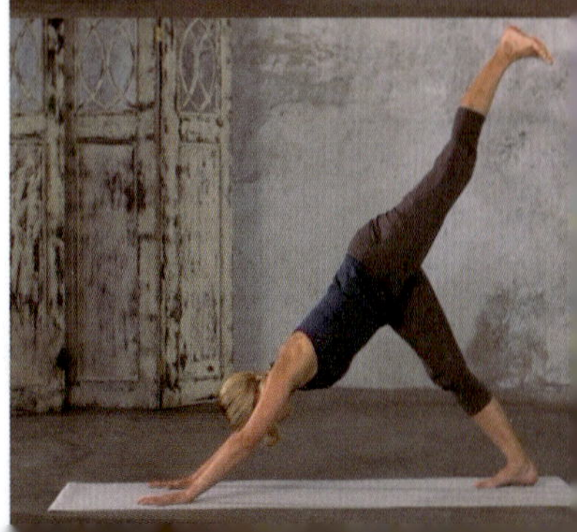

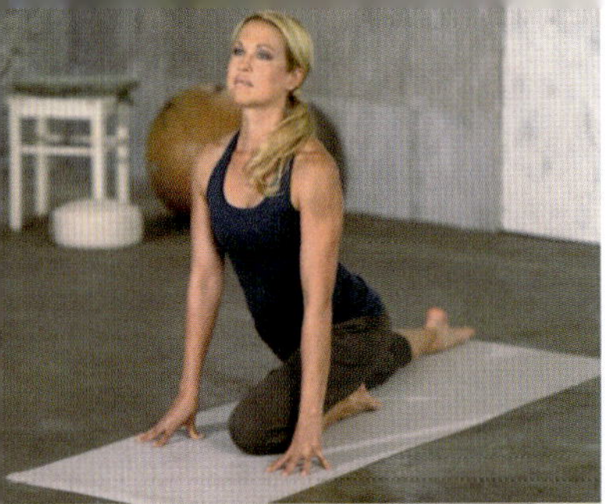

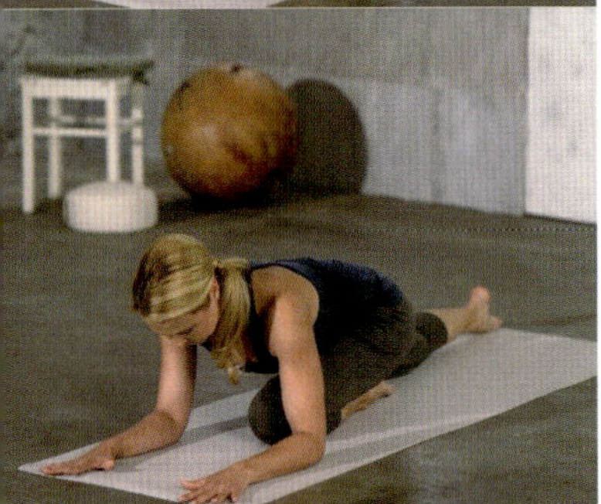

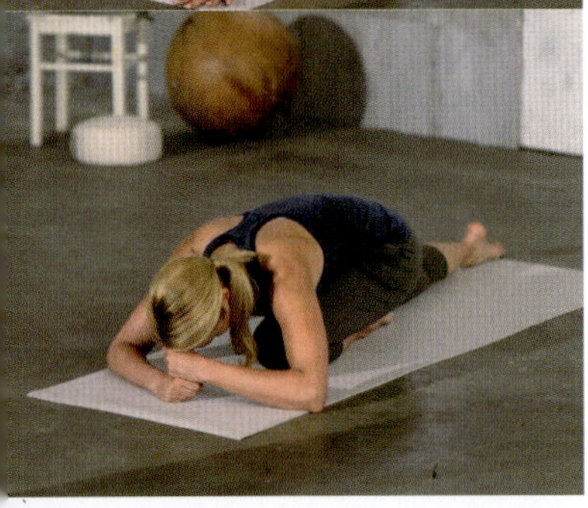

▶ 12 Bringen Sie nun das linke Bein angewinkelt nach vorne und heben Sie den Oberkörper an, so dass der Rücken nach hinten gebeugt wird. Halten Sie diese Position wieder einige Atemzüge lang. Legen Sie dann die Unterarme am Boden ab. Unterarme, Knie, Schienbein und Fuß des linken Beines und das langgestreckte rechte Bein liegen in einer Linie am Boden – *Taube*. Sie können den Kopf natürlich auch wieder auf den Händen ablegen, wenn Ihnen das leichter fällt. Beenden Sie dieses Asana, indem Sie in den *herabschauenden Hund* zurückkehren.

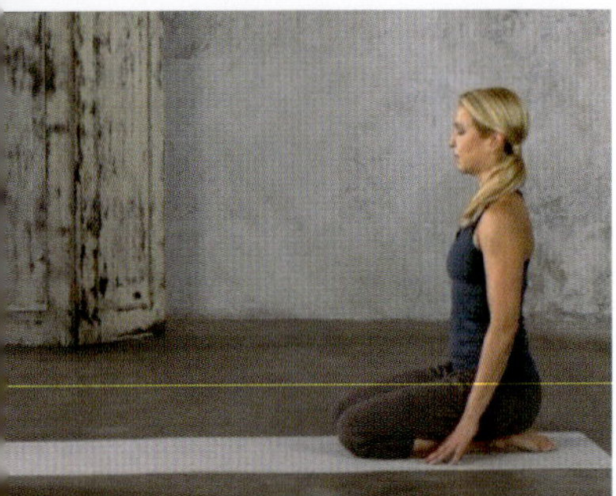

▶ 13 Gehen Sie vom *herabschauenden Hund* in den Vierfüßlerstand. Machen Sie den Rücken beim Ausatmen rund und gehen Sie beim Einatmen ins Hohlkreuz – *Katze / Kuh*. Wiederholen Sie diesen Wechsel einige Male im Rhythmus Ihres Atems.

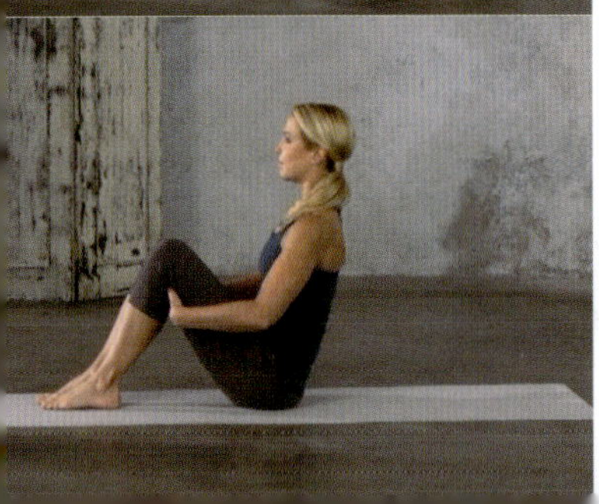

▶ 14 Kommen Sie zuerst über den Fersensitz in die Rückenlage, indem Sie die Beine aus dem Fersensitz vor dem Körper aufstellen, die Hände an die Oberschenkel legen und den Rücken langsam abrollen.

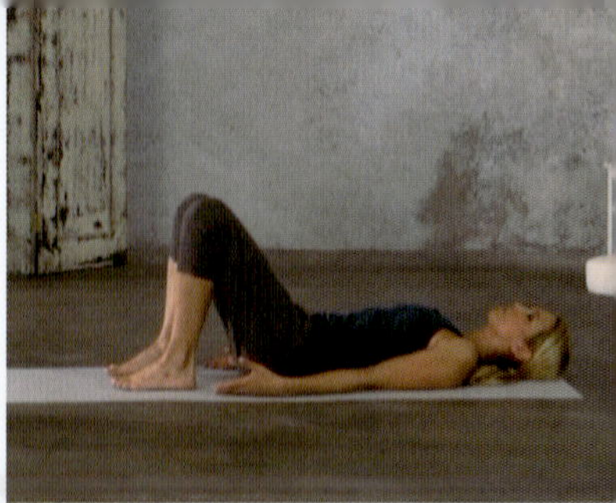

▶ 15 Heben Sie das Gesäß vom Boden, so dass Oberschenkel und Oberkörper eine gerade Linie bilden. Das Gewicht liegt auf den Schultern (nicht auf der Halswirbelsäule!). Der Bauch ist angespannt, der Rücken gerade und die Arme liegen entspannt neben dem Körper – *Schulterbrücke*.

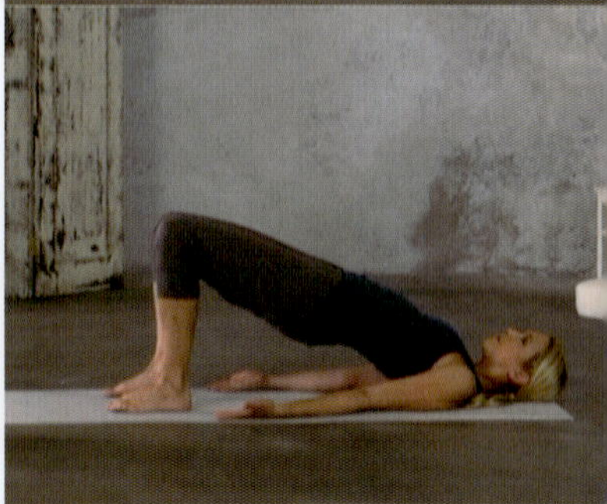

▶ 16 Legen Sie den Rücken wieder am Boden ab. Schwingen Sie dann beide Beine zuerst nach rechts und dann nach links im Wechsel einige Male hin und her, um die Hüfte und die Wirbelsäule zu entspannen und zu lockern.

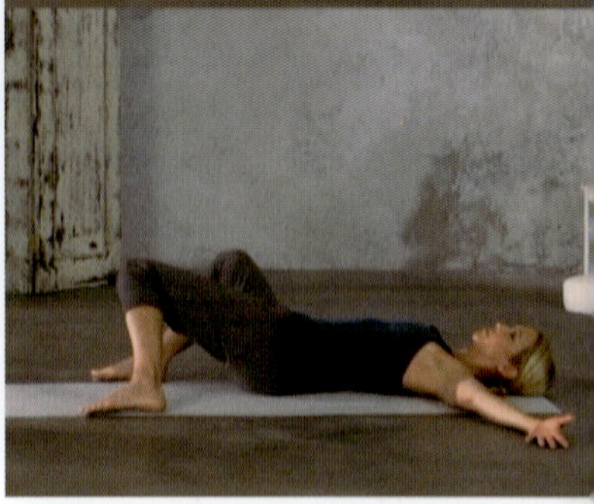

▶ 17 Strecken Sie beide Beine gerade nach oben. Legen Sie beide Hände unter die Hüfte und verstärken Sie die Dehnung der Beine, indem Sie die Beine noch etwas weiter nach hinten strecken – Kerze.

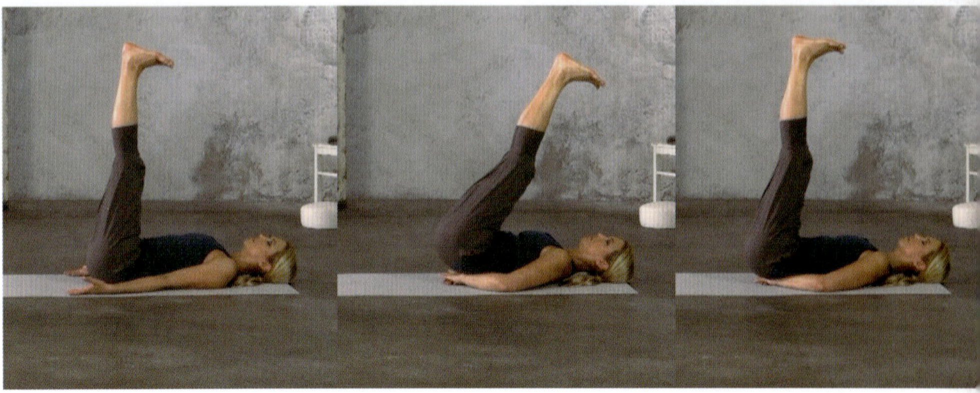

▶ 18 Ziehen Sie beide Knie an die Brust, rollen Sie sanft hin und her und genießen Sie die Entspannung.

▶ 19 Stellen Sie die Beine wieder angewinkelt am Boden ab. Kippen Sie beide Beine zuerst nach rechts und drehen Sie den Oberkörper und den Kopf gleichzeitig nach links. Anschließend wechseln Sie die Seite. Wiederholen Sie diesen Wechsel einige Male im Rhythmus Ihres Atems.

▶ 20 Lassen Sie das rechte Knie nach rechts und das linke Knie nach links sinken. Die Fußsohlen berühren sich; spüren Sie die Dehnung in der Leiste. Halten Sie diese Position einige Atemzüge lang und lassen Sie mit jedem Atemzug mehr und mehr los.

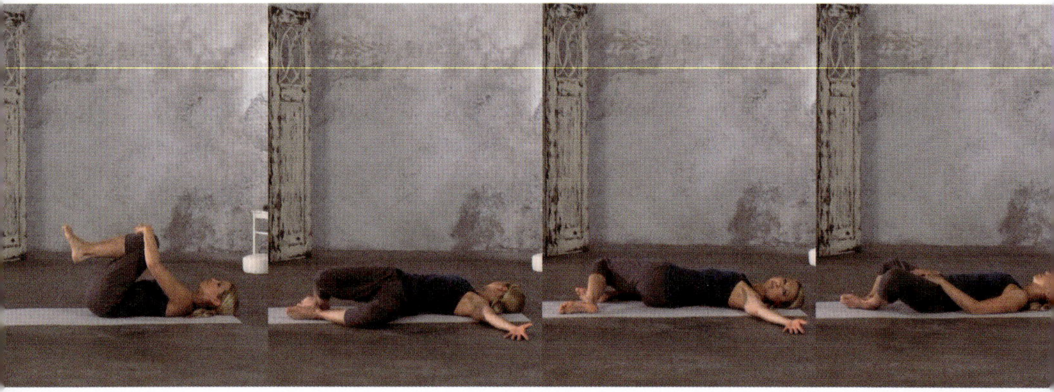

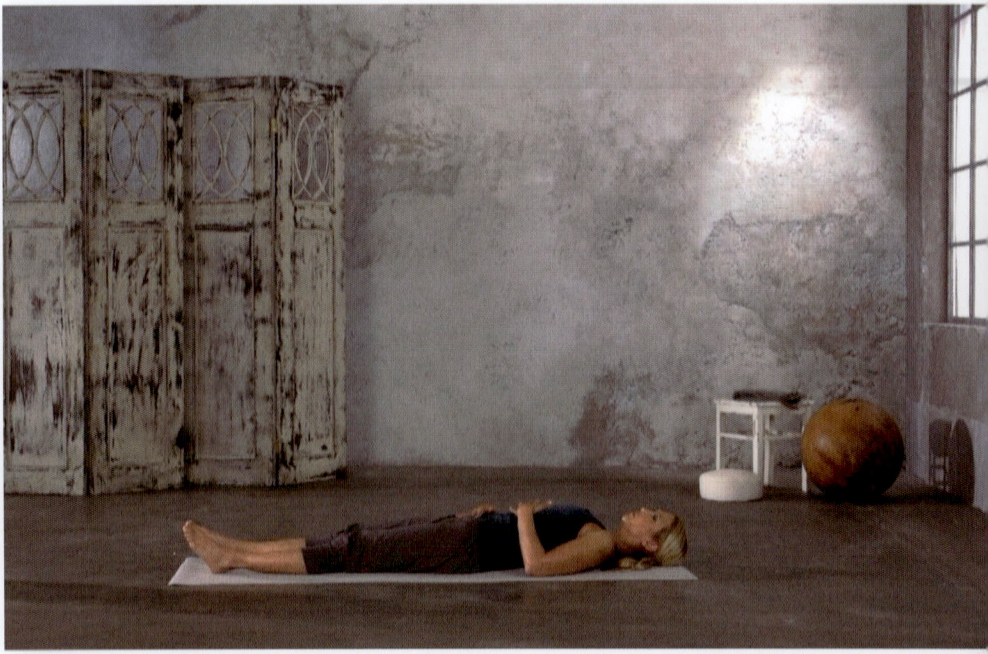

▶ 21 Beenden Sie nun die Sequenz. Bringen Sie Knie wieder in die Mitte zurück, strecken Sie die Beine lang aus, legen Sie die Arme entspannt neben den Körper und spüren Sie den Übungen einige Atemzüge ganz bewusst nach. – *Savasana – die Totenstellung*.

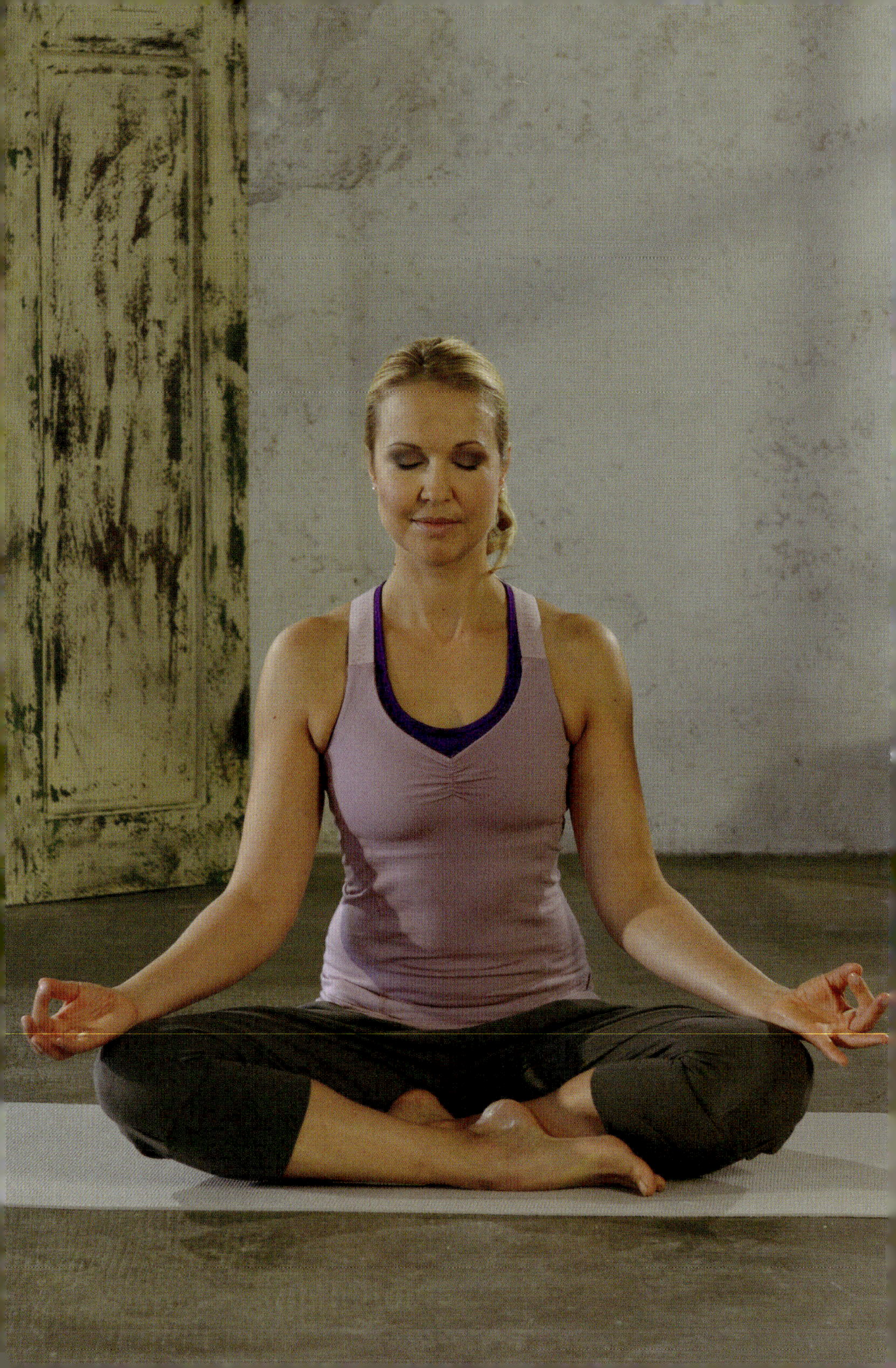

2.5 Meditation & Atmung

Ein ganz wesentlicher Bestandteil der Yogapraxis ist die Meditation, die das Ziel hat, den Geist zu beruhigen und zu einer Gelassenheit zu führen, die uns im Alltag oft abhanden kommt. Denn nur ein ruhiger Geist befähigt zu klarem Denken und bewusstem Handeln. Dabei ist es gar nicht so einfach, das ewige Gedankenkarussell anzuhalten und die endlose Plapperei im Kopf zum Schweigen zu bringen. Versuchen Sie ruhig verschiedene Meditations-Varianten, denn nicht jede Art der Meditation ist für jeden Menschen oder in jeder Situation geeignet. Aber scheuen Sie sich nicht, sich mit Hilfe der Meditation eine Auszeit vom hektischen Alltag zu nehmen und eine kleine Oase der Ruhe zu schaffen.

Eine typische »Anfängermethode« ist die *Atem-Meditation*. Dabei atmen Sie einfach ruhig ein und aus und beobachten, wie der Atem in Ihren Bauch- und Brustraum ein- und wieder ausströmt und den Brustkorb weitet bzw. wieder verengt. Versuchen Sie nicht, künstlich tiefer zu atmen. Es geht nur darum, sich dem eigenen Atemrhythmus zu überlassen und die Gedanken darauf zu konzentrieren, so dass sie nicht in die Zukunft oder Vergangenheit abdriften oder sich mit irgendwelchen Problemen beschäftigen. Sie sollen in der Gegenwart verweilen. Durch die bewusste Konzentration auf den Atemfluss wird die Atmung ganz von selbst ruhiger. Das beeinflusst automatisch auch den Geist, der sich ebenfalls beruhigt. Gerade in stressigen Situationen ist das eine großartige und leicht zu erlernende Hilfe.

Ebenso unkompliziert ist die *Körper-Meditation*. Dabei soll sich der Meditierende in bestimmte Körperregionen einfühlen. In der Regel sitzen oder liegen Sie dabei in einer ruhigen und entspannten Haltung und machen sich die Lage Ihres Körpers bewusst: Wo berührt Ihr Körper den Boden? Welche Muskeln fühlen sich angespannt an? Können Sie diese noch ein wenig lockern? Probieren Sie es aus. Sie glauben gar nicht, wie viele Muskeln – vom Gesicht bis zum kleinen Zeh – wir anspannen ohne es zu merken. Erstaunlicherweise lassen sich so oftmals Blockaden lösen und Verspannungen abbauen, die häufig ihre Ursache in emotionalem Stress haben.

Fortgeschrittene Yogis nutzen auch gerne *Mudra-*, *Visualisierungs-* oder *Mantra-Meditationen*, wobei erstere darauf basiert, sich auf die Haltung der Hände oder Finger zu konzentrieren, um so eine bewusste Wahrnehmung der Energie zu bewirken, die im Körper fließt. Im Unterschied dazu bedeutet *Mantra-Meditation*, sich auf ein bestimmtes Wort oder eine Silbe zu konzentrieren, die zunächst mit einem bestimmten Energiemuster in Verbindung gesetzt werden, also zum Beispiel »Licht«, »Frieden«, »Gelassenheit«, und dann stetig wiederholt werden. Auf diese Weise soll genau die Energie, auf die sich der Meditierende konzentriert, verstärkt werden. In gleicher Weise wirkt die Methode der *Visualisierung*, nur dass man sich hier auf die innere Sichtbarmachung eines Gefühls, einer Energie oder einer Qualität konzentrieren und diese dadurch intensivieren soll.

Daneben gibt es noch *Geh-*, *Sitz-*, *Steh-* und *Liege-Meditationen*, so dass es für jeden möglich ist, die geeignete Form zu finden.

Sicherlich ist die *Sitz-Meditation* am weitesten verbreitet. Dabei ist es im Grunde egal, in welcher Position Sie meditieren. Der Lotussitz sieht zwar gut aus, aber die wenigsten können längere Zeit darin verharren. Quälen Sie sich also nicht, sondern suchen Sie sich eine Position, in der Sie sich wohl fühlen. Auch hier ist es erlaubt, Kissen zur Unterstützung zu benutzen. Sie sollten allerdings vermeiden, in eine zu »lasche« Haltung zu geraten, da sonst die Gefahr einzuschlafen steigt – und das wollen Sie während der Meditation ja nicht. Wenn Sie »Ihre« Position gefunden haben, schließen Sie am besten die Augen oder fixieren Sie einen bestimmten Punkt. Auch die Hände sollten Sie so ablegen, dass es für Sie bequem ist, und den Rücken ein wenig aufrichten und nicht anlehnen.

Wie oft und wie lange Sie meditieren, bleibt Ihnen überlassen. Es empfiehlt sich aber, eine gewisse Routine darin zu entwickeln oder ein Ritual zu schaffen, damit Sie sich an eine regelmäßige Meditationspraxis gewöhnen können. Profitieren werden Sie auf jeden Fall davon:

Sie werden zu Ruhe und Gelassenheit finden, ausgeglichener und stressresistenter werden. Meditieren fördert Konzentration und Leistungsfähigkeit und stärkt erwiesenermaßen das Immunsystem und überhaupt den gesamten

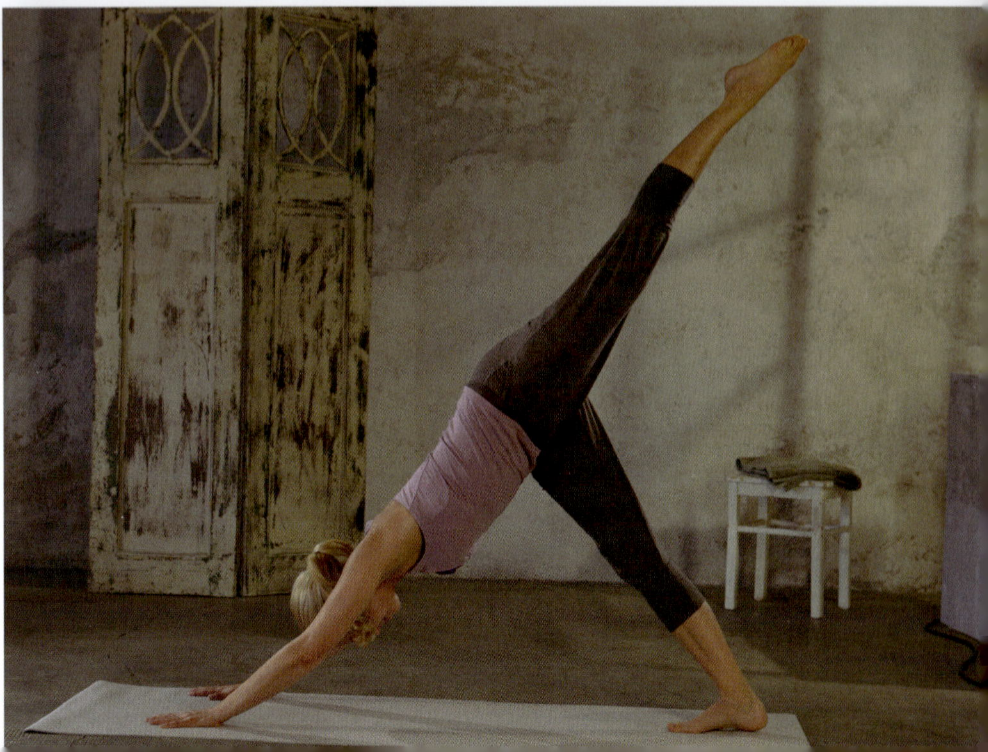

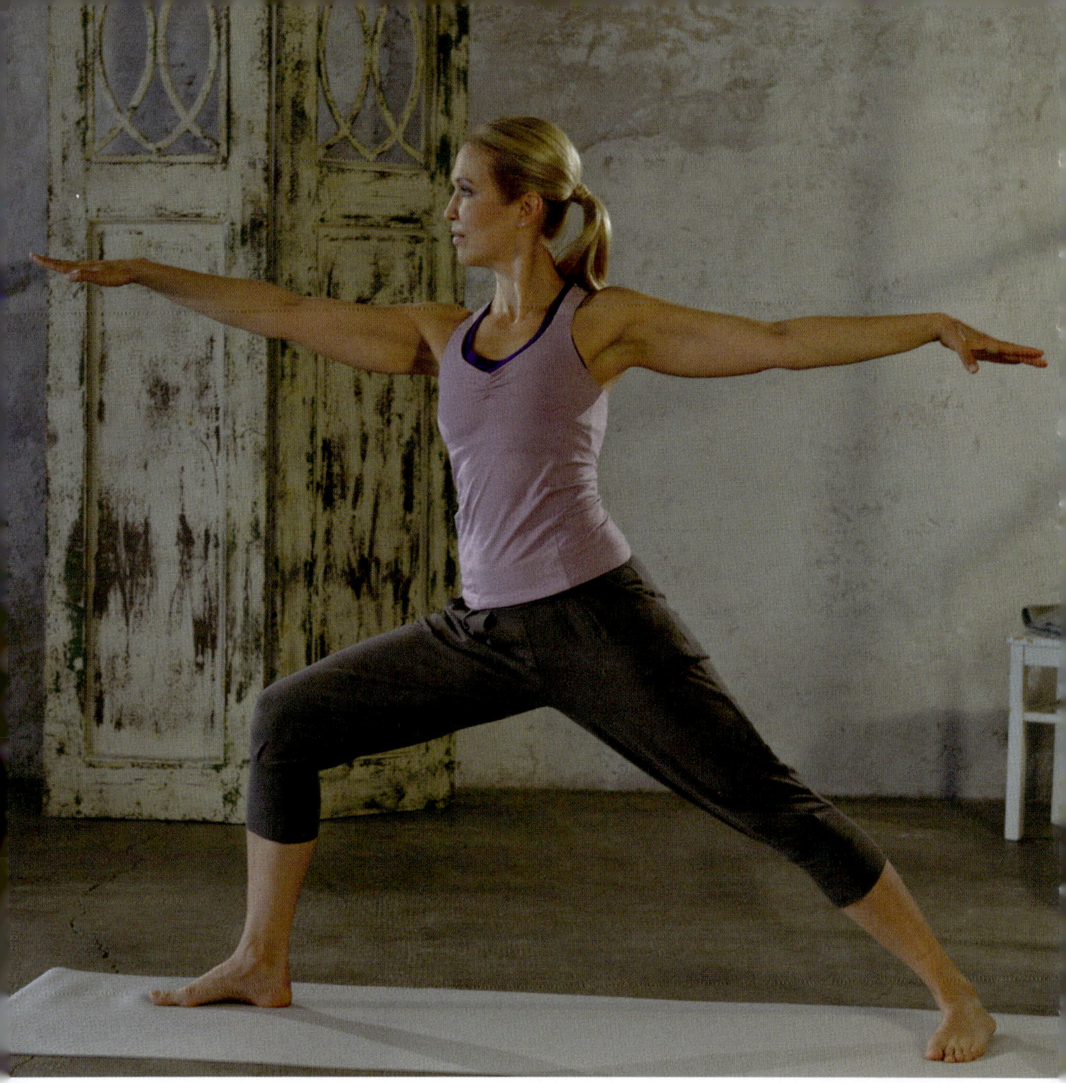

Organismus. Durch die Konzentration auf sich selbst können Sie viel über sich erfahren und so Ihr Selbstvertrauen und Ihr Selbstbewusstsein stärken. Und da Sie lernen, besser auf Ihre Bedürfnisse zu achten, fördert das ganz allgemein das Wohlbefinden und eine positive Einstellung.

Die besondere Wirkung jeder Meditation basiert auf dem ihr zugrunde liegenden Prinzip: beobachten – loslassen – nicht bewerten.

Beobachten Sie, wie das, worüber Sie meditieren, sich anfühlt, sich verändert, erscheint, vorüberzieht, ist; lassen Sie alle Wünsche und Gedanken, Sorgen, Zweifel und Schmerzen los und bewerten Sie nichts, nicht sich selbst, keine Gefühle, niemand anderen, nichts. Alles darf einfach nur »sein« und zwar genau so, wie es ist. Das ist gar nicht so einfach, und wer es einmal versucht, wird vielleicht erschrocken feststellen, wie viel geistigen und emotionalen Ballast wir mit uns herumschleppen und wie sehr wir alles um uns herum bewerten und oft genug auch verurteilen.

Wie schon zuvor bei den Asanas sollten Sie auch für die Meditation ungestört sein. Suchen Sie sich einen ruhigen, warmen »Wohlfühlort«. Sanfte Musik, eine Kerze und/oder Duftöl unterstützen die Meditation. Denken Sie daran, dass Sie durch die ruhige Position leicht frieren könnten und ziehen Sie entsprechend Socken und eventuell eine Strickjacke an. Dass die Kleidung bequem sein muss und nicht einschneiden darf, versteht sich von selbst. Und dann: fangen Sie einfach an. Es ist zu Beginn nicht leicht, sich länger auf einen Aspekt, zum Beispiel die Atmung, zu konzentrieren. Ehe man sich versieht, schweifen die Gedanken ab und man ertappt sich dabei, dass man sich mit Fragen rund um Arbeit, Familie oder irgendeinem Problem beschäftigt, aber nicht mehr mit dem Atem. Das ist völlig normal. Kehren Sie dann einfach mit Ihrer Aufmerksamkeit zu Ihrem Atem zurück. Nach und nach lernen Sie, die Gedanken über einen längeren Zeitraum zu kontrollieren und zu lenken.

Sie sehen, im Yoga ist ständig von der Atmung die Rede. Tatsächlich kommt dem Atmen und der Kontrolle darüber im Yoga eine zentrale Bedeutung zu. Im yogischen Verständnis wird die Lebensenergie durch die Atmung gelenkt. Das Sanskrit-Wort dafür ist *Pranayama*.

Aber auch unser Sprachgebrauch zeigt, wie eng der Atem mit Körper und Geist verbunden ist: im Schreck *stockt der Atem*, wer sich ohne Anlass aufregt, *soll mal die Luft anhalten*, und wer es mit gutem Grund tut, muss *erst einmal tief durchatmen*. Sicherlich kennen Sie noch mehr dieser Beispiele.

Es stimmt also: Der Atem spiegelt unseren Gemütszustand wider, verändert sich, wird flach, schnell und unregelmäßig bei Unruhe oder Angst und tief und ruhig, wenn wir entspannen können. Und nur ein tiefer Atem versorgt die Organe optimal mit Sauerstoff. Im Verständnis des Yoga ist Atem aber noch mehr, nicht nur Sauerstofflieferant, sondern Lebensenergie im weitesten Sinn. *Prana*, die innere Lebensenergie, die so lange vorhanden ist, wie wir leben, muss mit der äußeren verbunden werden. Äußere Lebensenergie liefern neben der Atemluft aber auch Lebensmittel, Bewegung oder »geistige Nahrung«. Um Körper, Geist und Seele optimal zu versorgen, muss diese Energie deshalb überall frei zirkulieren können. Stress, Krankheiten oder widrige Umstände blockieren jedoch den freien Fluss dieser Lebensenergie, die dann ungenutzt »abfließt« – der Mensch wird krank. Mit Hilfe von Atemtechniken kann man diese Blockaden beseitigen. Die Yogapraxis kennt viele verschiedene Techniken, und es lohnt sich, dieses Thema zu vertiefen. Wir möchten Ihnen hier nur einen kurzen Einblick in diesen Aspekt des Yoga geben und Sie ermuntern, es zu versuchen. Bewusstes Atmen ist eine gute Vorbereitung auf die Meditation. Aber auch wenn Sie müde und unkonzentriert sind, helfen diese kurzen Übungen, die man überall und jederzeit ausführen kann, den Geist rasch wieder zu beleben und die Konzentration zu erneuern.

Setzen Sie sich dazu aufrecht hin, damit der Atem nicht behindert wird. Beobachten Sie zunächst einfach nur, wie Sie atmen. Wie strömt die Luft durch Ihre Nase ein? Ist sie kühl? Feucht? Wie verteilt sie sich im Körper? Hebt sich Ihr Brustkorb? Und wie strömt sie wieder aus? Durch den Mund oder die Nase? Ist sie wärmer als die Luft beim Einatmen? Was passiert jetzt mit dem Brustkorb? Und was mit dem Bauch? Es geht darum, eine Art *Atembewusstsein* zu entwickeln.

Legen Sie dann die rechte Hand so an die Nase, dass Sie mit dem Daumen den rechten Nasenflügel und mit dem kleinen Finger den linken Nasenflügel zuhalten können. Halten Sie nun beim Einatmen den linken Nasenflügel zu, so dass Sie nur über die rechte Seite einatmen können. Lassen Sie die Atemluft tief in den Brust und Bauchraum einströmen. Versuchen Sie nun den Atem anzuhalten, indem Sie beide Nasenlöcher mit Daumen und kleinem Finger verschließen, und lassen Sie dann die Luft aus dem linken Nasenloch entweichen. Atmen Sie so ein paar Minuten lang. Versuchen Sie immer tiefer und langsamer zu atmen. Nach ein paar Minuten kehren Sie zu Ihrer normalen Atmung zurück. Sie werden erstaunt feststellen, dass Sie sich wieder frisch und wach fühlen. Auch hierbei ziehen Sie den größten Nutzen aus einer regelmäßigen Anwendung.

Der Atem ist ein natürliches Heilmittel unseres Körpers, der Lebenshauch, der uns erst zu Menschen macht. Gehen wir also achtsam damit um.

Mit diesen Atemtechniken, der Meditation und den Asanas haben Sie die Grundlagen des Yoga kennengelernt. Wir würden uns freuen, wenn wir Sie für diese sanfte und doch so effektive Lehre begeistern konnten und Sie bei Ihrer täglichen Yogapraxis ein Stück begleiten dürfen. Wir wünschen Ihnen, dass Sie durch das regelmäßige Yogatraining zu mehr Wohlbefinden und Gelassenheit kommen und sich auf das Üben mit der beiliegenden DVD freuen. Dann haben wir mit diesem Personal Training unser Ziel erreicht. Namasté.

*»Nimm dir jeden Tag die Zeit, still
zu sitzen und auf die Dinge zu lauschen.
Achte auf die Melodie des Lebens,
welche in dir schwingt.«*

Siddhartha Gautama Buddha

Trainingsplan Fit und gelassen mit Yoga

	1. Woche		2. Woche		3. Woche		4. Woche	
	Trainingseinheit	✓	Trainingseinheit	✓	Trainingseinheit	✓	Trainingseinheit	✓
Montag	morgens: 3 x Sonnengruß A		morgens: 3 x Sonnengruß A + abends: Atemübung & Meditation		morgens: 3 x Sonnengruß A + abends: Atemübung & Meditation		morgens: 3 x Sonnengruß A + abends: Atemübung & Meditation	
Dienstag	morgens: 3 x Sonnengruß A		morgens: 3 x Sonnengruß A		morgens: 3 x Sonnengruß B		morgens: 3 x Sonnengruß B + eine Yoga-Sequenz nach Wahl	
Mittwoch	morgens: 3 x Sonnengruß A		morgens: 3 x Sonnengruß A		morgens: 3 x Sonnengruß B		morgens: 3 x Sonnengruß B	
Donnerstag	morgens: 3 x Sonnengruß A		morgens: 3 x Sonnengruß A + abends: Atemübung & Meditation		morgens: 3 x Sonnengruß A + abends: Atemübung & Meditation		morgens: 3 x Sonnengruß A + abends: Atemübung & Meditation	
Freitag	morgens: 3 x Sonnengruß A		morgens: 3 x Sonnengruß A		morgens: 3 x Sonnengruß B		morgens: 3 x Sonnengruß B + eine Yoga-Sequenz nach Wahl	
Samstag	morgens: 3 x Sonnengruß A		morgens: 3 x Sonnengruß A		morgens: 3 x Sonnengruß B		morgens: 3 x Sonnengruß B	
Sonntag	morgens: 3 x Sonnengruß A		morgens: 3 x Sonnengruß A + abends: Atemübung & Meditation		morgens: 3 x Sonnengruß A + abends: Atemübung & Meditation		morgens: 3 x Sonnengruß A + abends: Atemübung & Meditation	

	5. Woche		6. Woche		7. Woche		8. Woche	
	Trainingseinheit	✓	Trainingseinheit	✓	Trainingseinheit	✓	Trainingseinheit	✓
Montag	morgens: 3 x Sonnengruß B + abends: Atemübung & Meditation		morgens: 5 x Sonnengruß B + abends: Atemübung & Meditation		morgens: 5 x Sonnengruß B + abends: Atemübung & Meditation		morgens: 5 x Sonnengruß B + eine Yoga-Sequenz nach Wahl + abends: Atemübung & Meditation	
Dienstag	morgens: 3 x Sonnengruß B + eine Yoga-Sequenz nach Wahl		morgens: 5 x Sonnengruß B + eine Yoga-Sequenz nach Wahl		morgens: 5 x Sonnengruß B + eine Yoga-Sequenz nach Wahl + abends: Atemübung & Meditation		morgens: 5 x Sonnengruß B + eine Yoga-Sequenz nach Wahl + abends: Atemübung & Meditation	
Mittwoch	morgens: 3 x Sonnengruß B + eine Yoga-Sequenz nach Wahl		morgens: 5 x Sonnengruß B + eine Yoga-Sequenz nach Wahl		morgens: 5 x Sonnengruß B + eine Yoga-Sequenz nach Wahl		morgens: 5 x Sonnengruß B + eine Yoga-Sequenz nach Wahl + abends: Atemübung & Meditation	
Donnerstag	morgens: 3 x Sonnengruß B + abends: Atemübung & Meditation		morgens: 5 x Sonnengruß B + abends: Atemübung & Meditation		morgens: 5 x Sonnengruß B + abends: Atemübung & Meditation		morgens: 5 x Sonnengruß B + eine Yoga-Sequenz nach Wahl + abends: Atemübung & Meditation	
Freitag	morgens: 3 x Sonnengruß B + eine Yoga-Sequenz nach Wahl		morgens: 5 x Sonnengruß B + eine Yoga-Sequenz nach Wahl		morgens: 5 x Sonnengruß B + eine Yoga-Sequenz nach Wahl + abends: Atemübung & Meditation		morgens: 5 x Sonnengruß B + eine Yoga-Sequenz nach Wahl + abends: Atemübung & Meditation	
Samstag	morgens: 3 x Sonnengruß B + eine Yoga-Sequenz nach Wahl		morgens: 5 x Sonnengruß B + eine Yoga-Sequenz nach Wahl		morgens: 5 x Sonnengruß B + eine Yoga-Sequenz nach Wahl		morgens: 5 x Sonnengruß B + eine Yoga-Sequenz nach Wahl + abends: Atemübung & Meditation	
Sonntag	morgens: 3 x Sonnengruß B + abends: Atemübung & Meditation		morgens: 5 x Sonnengruß B + abends: Atemübung & Meditation		morgens: 5 x Sonnengruß B + abends: Atemübung & Meditation		morgens: 5 x Sonnengruß B + eine Yoga-Sequenz nach Wahl + abends: Atemübung & Meditation	

Der Plan ist als Anregung gedacht. Gestalten Sie ihn so, wie er am besten in Ihren Tagesablauf passt.